Ética e Bioética — Outros livros de interesse

- Cuidando de Crianças e Adolescentes sob o Olhar da Ética e da Bioética – Constantino
- A Questão Ética e a Saúde Humana – Segre

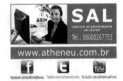

Guia de Bolso de Ética, Bioética e Deontologia Médica

Ivan Dieb Miziara
Carmen Silvia Molleis Galego Miziara

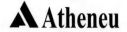

EDITORA ATHENEU

São Paulo — Rua Jesuíno Pascoal, 30
Tel.: (11) 2858-8750
Fax: (11) 2858-8766
E-mail: atheneu@atheneu.com.br

Rio de Janeiro — Rua Bambina, 74
Tel.: (21)3094-1295
Fax: (21)3094-1284
E-mail: atheneu@atheneu.com.br

Belo Horizonte — Rua Domingos Vieira, 319 — conj. 1.104

CAPA: Paulo Verardo

PRODUÇÃO EDITORIAL: MKX Editorial

CIP-BRASIL. Catalogação na Publicação
Sindicato Nacional dos Editores de Livros, RJ

M681g
Miziara, Ivan Dieb
Guia de bolso de ética, bioética e deontologia médica / Ivan Dieb Miziara,
Carmen Silvia Molleis Galego Miziara. – 1. ed. – Rio de Janeiro : Atheneu, 2016.
264 p. : il. ; 18 cm.

Inclui bibliografia
ISBN 978-85-388-0729-2

1. Ética. 2. Bioética. II. Miziara, Carmen Silvia Molleis Galego. III. Título.

16-35623

CDD: 174
CDU: 174

MIZIARA, I.D.; MIZIARA, C.S.M.G.
Guia de bolso de ética, bioética e deontologia médica.

© EDITORA ATHENEU
São Paulo, Rio de Janeiro, Belo Horizonte, 2017.

Sobre os Autores

Ivan Dieb Miziara

Professor titular da Disciplina de Medicina Legal e Bioética da Faculdade de Medicina do ABC, professor-associado do Departamento de Medicina Legal, Ética Médica e Medicina Social e do Trabalho da Faculdade de Medicina da Universidade de São Paulo (FMUSP), e professor adjunto da Faculdade de Ciências Médicas da Santa Casa de São Paulo.

Carmen Silvia Molleis Galego Miziara

Doutorado pela Faculdade de Medicina da Universidade de São Paulo (FMUSP) e especialização em Bioética pela FMUSP. É professora-assistente da Disciplina de Medicina Legal e Bioética da Faculdade de Medicina do ABC.

Para nossa filha Nathália, luz de nossas vidas.
Aos nossos alunos, com quem tanto aprendemos.

Ivan Dieb Miziara
Carmen Silvia Molleis Galego Miziara

Apresentação

Ensinar ética, apesar de possível, não é tarefa fácil. Exige, daquele que se dispõe a aprender, desprendimento de ideias preconcebidas, e também disponibilidade para refletir sobre os problemas da vida moral. Exige ainda, daquele que se dispõe a ensinar, disponibilidade para o diálogo e tolerância para com raciocínios divergentes, culturas diferentes, pensamentos opostos e por vezes inusitados.

Quando se trata de ética biomédica, também é necessário entender a importância das normas de comportamento moral ditadas pela deontologia. Mais importante: torna-se obrigatório fazer com que o aluno consiga refletir sobre essas mesmas regras, e eventualmente ser capaz de questioná-las. Por esse motivo, este livro traz em um de seus capítulos nossa "teoria do consenso moral", onde tentamos explicar a origem das normativas estabelecidas nos códigos de ética médica.

Como afirmou certa feita o eticista Albert R. Jonsen, médicos antigos acreditavam que a ética biomédica era composta de regras simples, tais como manter a confidencialidade, ter sempre uma firme dedicação aos seus pacientes, os quais deveriam tratar seus pacientes com cortesia. Em suma, bastaria seguir à risca o disposto no Juramento de Hipócrates e nos códigos que dele se originaram, para ter uma conduta aceita pela sociedade e por seus pares como "conduta ética".

O advento da Bioética, no final do século passado, alterou essa visão simplista. Não que aquelas regras não sejam válidas até hoje, mas os bioeticistas "descobriram" que a vida moral, a relação médico-paciente, a relação entre pesquisador e sujeito de pesquisa produz conflitos um pouco mais complicados. Conflitos esses, diga-se, que apenas o firme apego a regras predeterminadas não consegue solucionar.

Neste pequeno volume, o leitor encontrará um esboço de alguns métodos de análise que podem ajudar a solucionar de forma prática conflitos surgidos na relação diária entre médicos e pacientes. Não temos a pretensão de oferecer uma visão aprofundada de toda a ética biomédica construída em mais de 2 mil anos de prática médica, desde, como já dito, o período hipocrático. Mas desejamos profundamente que este trabalho sirva ao leitor como guia de leitura, a fim de que se aprofunde na reflexão de temas tão candentes, como o respeito à autonomia dos pacientes, a responsabilidade médica, ou os conflitos que surgem na busca por um fim de vida sereno e digno.

Os Autores

Sumário

Apresentação, 9

    Ivan Dieb Miziara

    Carmen Silvia Molleis Galego Miziara

Parte I Noções de Ética, 13

    1. Introdução à Ética, 15

        Medicina, Ética e Moral, 15

        A Ética na Medicina, 18

        É Possível Ensinar Ética?, 20

        Moralidade e Ética, 22

        A Ética como Ciência, 24

            Moralidade e Filosofia Moral, 30

        Reflexão Ética, 32

Parte II Noções de Deontologia, 35

    2. Deontologia Médica, 37

        Jurisprudência Médica, 37

        Fundamentos da Deontologia Médica, 38

        "Crise Médica" e Medicina como Vocação, 41

        O Código de Ética Médica, 46

        Do Paternalismo Hipocrático ao Princípio da Autonomia –
            A Teoria do Consenso Moral, 46

        Relação Histórica entre Deontologia e Direito, 52

        A Atualização das Normas Deontológicas – O Conceito de
            Paradigma e Crise, 52

        Breve História dos Juramentos, Códigos de Ética e Declarações, 55

Os Códigos de Ética Médica no Brasil – Breve Histórico, 59

3. Exercício Legal e Ilegal da Medicina, 63
4. Responsabilidade Médica, 71

Responsabilidade Legal do Médico, 73

Características da Responsabilidade Legal, 76

Responsabilidade Médica e Moralidade, 86

Os Erros de Conduta Médica, 87

5. Segredo Médico, 93

Moralidade e Segredo Médico, 99

Componentes do Crime de Revelação do Segredo Médico, 100

Parte III Noções de Bioética, 103

6. Introdução à Bioética, 105

Bioética – Conceitos, 106

Bioética – Um Pouco de História, 108

Relatório Belmont e o Principialismo, 115

Caso Karen Ann Quinlan, 120

Bioética Clínica – Métodos de Análise, 122

A Tradição da Prática Médica, 123

O Método Principialista, 126

Método de Deliberação, 129

O Método da Casuística (Raciocínio Moral
Baseado em Casos), 131

O Método dos Quatro Tópicos, 134

7. Ética no Fim da Vida, 141

Matar e Deixar Morrer, 144

O Testamento Vital ou Diretrizes Antecipadas de Vontade, 144

Considerações Finais, 147

Apêndice – Códigos de Ética Médica, 149

Índice Remissivo, 261

Parte I

Noções de Ética

1. Introdução à Ética, 15

   Medicina, Ética e Moral, 15

   A Ética na Medicina, 18

   É Possível Ensinar Ética?, 20

   Moralidade e Ética, 22

   A Ética como Ciência, 24

   Moralidade e Filosofia Moral, 30

   Reflexão Ética, 32

Introdução à Ética 1

Medicina, Ética e Moral

Conforme ensinava Flamínio Fávero,[1] "a Medicina é ciência e arte". Assim, entre suas competências, inclui-se estudar as doenças e seus diagnósticos, bem como a terapêutica a ser adotada, com o fim principal de restituir ao indivíduo doente a "saúde perdida", entendendo-se como saúde o completo bem-estar físico, psíquico e, também, social. É esse o ofício da medicina curativa em todas as suas especialidades. Mas não só. Quando se trata dos agravos à saúde da coletividade, ela também cuida do "bem-estar social", esclarecendo os administradores públicos "nos problemas de proteção coletiva" – sendo essa a função da medicina preventiva. Por fim, à medicina legal cabe a missão de orientar aqueles que fazem as leis na elaboração de certas peculiaridades das leis civis e penais, assim como auxiliar os magistrados, sempre que necessário, para a boa e justa aplicação dessas leis, nos assuntos que concernem à Medicina.

Em qualquer de suas áreas de atuação, é bom ressaltar que devem, a Medicina e os médicos, seguir rigorosamente os preceitos da moral vigente em seus grupos sociais.

Ao falar em moral, devemos obrigatoriamente remeter à Ética. E, ao nos referirmos à Ética Médica, ou seja, às questões éticas ligadas ao exercício da Medicina, estamos em verdade nos referindo à modalidade de moral prática, que depende obviamente da ética ou moral em geral (é dizer, da parte da filosofia que trata dos costumes, ou, ainda, se assim podemos afirmar, da ciência que "conduz os atos livres do homem no caminho da probidade e da retidão"), por meio de normas e regras elaboradas com esse fim precípuo.

Porém, não se pode esquecer, como salienta Durkheim,[2] "que a função prática da moral é na realidade tornar a sociedade possível, ajudar as pessoas a viverem juntas sem muitos prejuízos ou conflitos. Em suma, dar salvaguarda aos grandes interesses coletivos".

Assim sendo, então o objetivo da Ética Médica é análogo ao da moral. Uma não se confina à esfera estreita dos interesses individuais, e a outra tem abertas diante de si, diria o próprio Durkheim, "as perspectivas quase indefinidas do ideal impessoal". Mas ambas, obviamente, tentam entender, embora de diferentes pontos de vista, a forma como se desenvolve a delicada relação médico-paciente, norteando-a e regulando-a, a fim de evitar conflitos intransponíveis deão visar conseguir seu objetivo final: a saúde do paciente.

O médico, como membro do corpo social, deve ser orientado a seguir os princípios da ética em geral, da moral vigente, tanto consigo mesmo como com seus semelhantes. Pelo fato de ser investido de uma profissão especial, que lida com um bem maior (a vida humana), deve o médico subordinar-se a um conjunto de regras e preceitos, muitas vezes escritos, outras tantas implícitos, erigidos sob a égide do bom senso, da razão e da ordem. São preceitos ou

Ética

- Gr. *ethos – ethike* – "modo de ser, caráter"
- Parte da Filosofia que estuda os valores morais e os princípios ideais da conduta humana
- Série de princípios que produzem uma avaliação de ações no campo do que é correto ou incorreto
- Princípio universal acima de interesses e preconceitos
- Ciência normativa que serve de base à filosofia prática

normas de conduta que estabelecem sua relação tanto com os pacientes quanto com os colegas e, também, com a sociedade em que vive.

Essa noção estabelecida de moral pressupõe que o médico é depositário de direitos, mas também de deveres. Nesse último caso, Bentham se referia à Deontologia (ou moral dos deveres), enquanto Dechambre utilizava o termo Diceologia para se referir à moral dos direitos dos médicos. É bom lembrar que tanto a Moral como o Direito possuem princípios e objetos comuns, sendo a primeira mais geral e abstrata, enquanto o segundo é mais particular e concreto.

Essas reflexões filosóficas, a respeito dos assuntos que são afetos à Medicina, são tão antigas quanto a própria atividade médica e a própria filosofia. Há de se inquirir, na verdade, se existe um campo legítimo de indagações denominado "filosofia da medicina". No dizer de Pellegrino,[3] "se este campo (a filosofia da medicina) existe, no que ele consiste? Pode ser ele distinguido da filosofia da ciência? Qual sua relação com outro campo emergente tal qual a Bioética? Haverá alguma consequência prática nessas distinções?".

O mesmo autor[3] afirma que "a história das reflexões filosóficas a respeito da medicina é longa, complexa e perigosa. ... O que é evidente nessa história é a aparente inevitabilidade do diálogo por razões positivas e negativas. Do lado positivo, há o fato de que as preocupações da medicina com os complexos e urgentes problemas humanos – como morte, vida, sofrimento e doença – dificilmente escapam das indagações formuladas por um pensamento crítico em qualquer era. Do lado negativo, há óbvio conflito entre métodos: o caráter observacional, empírico e experimental da medicina colidindo com o caráter analítico, especulativo e abstrato das deliberações filosóficas".

Atrações e repulsões à parte, nem filósofos nem médicos podem desistir de especular sobre essas experiências humanas universais como a natureza das doenças e da cura, a ética de quem se dedica a curar, ou a relação desses fenômenos com as escolas estabelecidas do pensamento filosófico. Até recentemente, entretanto, essas reflexões raramente preenchiam os critérios de uma análise formal, sistemática e ordenada para serem qualificadas de um ramo ou sub-ramo da filosofia. E, eu diria mais, não ocupavam as preocupações imediatas de quem se dedica a ensinar medicina a futuros médicos.

Não obstante, hoje em dia, médicos e filósofos têm iniciado a falar com seriedade da possibilidade de existência de uma "filosofia da medicina" como um campo de indagações – ainda que para legitimá-la ou negá-la. De uma forma ou de outra, o simples fato de refletirem sobre o tema é um avanço inegável, uma forma inequívoca de se avaliar com cautela e espírito crítico a forma como é feita a medicina no século XXI.

Existindo ou não uma "filosofia da medicina", seja mesmo como uma subdivisão da filosofia da ciência, é importante notar que pontos de indagação filosófica fundamentais permanecem subjacentes à relação médico-paciente, tais como as particularidades das escolhas morais, sofrimento, morte, finitude do ser humano e compaixão. Esses são temas de grande interesse para os filósofos que buscam compreendê-los de maneira mais concreta que aquela preconizada pela moderna filosofia ocidental. Esses são também os mesmos temas que pacientes e médicos confrontam em sua experiência diária. E é sobre alguns desses temas que buscaremos refletir mais adiante.

A Ética na Medicina

Antes de prosseguirmos, devemos tentar entender "o que é" e "por que" ou "para que serve" a ética na medicina. Como já vimos, a palavra "ética" em si mesma possui múltiplos significados, e, dependendo do significado que cada indivíduo carrega consigo, pode ser confuso (ou mesmo frustrante) pensar no que possa ser uma "educação ética" ou no que possa ser entendido como "ensino da ética".

Para começar, muitos de nós, como afirma Hester,[4] carrega consigo um significado coloquial de ética, como sendo a maneira com que cada indivíduo lida com os conceitos de bem ou mal, de certo ou errado. Estamos falando de nossa ética pessoal, e com certeza a maioria dos indivíduos acreditam ser boas pessoas providos de "ética". Esse sentido dado à ética nitidamente está ligado a noções de "valores" e de "caráter". Em segundo lugar, os médicos se reconhecem como membros de uma profissão governada pela "ética". Esse governo frequentemente se manifesta por meio de códigos, mas também reside no senso comum do que seja um profissional da área médica – as responsabilidades e obrigações que acompanham as ações daqueles investidos no papel de profissionais de saúde. Esse sentido dado à ética nitidamente está ligado a juízos do que é "certo" ou "errado". Por fim, todos nós carregamos nossos próprios valores e interesses, e começamos a reconhecer que os outros indivíduos também o fazem, e possuem interesses próprios.

Além disso, os papéis que representamos, não somente como profissionais, mas como membros de uma família, amigos, cidadãos, religiosos ou ateus – cada um desses papéis também corresponde a certas obrigações. Frequentemente, nossos interesses pessoais, nossos valores culturais e nossas obrigações profissionais entram em conflito com os de outros indivíduos, com os de instituições, e mesmo com vários aspectos e sentimentos que carregamos conosco mesmos. Esses conflitos, não raro, nos trazem questões acerca dos fins a que nos propomos e dos meios para atingi-los. Esse sentido dado à ética, por sua vez, ao pesar o que é bom ou mal, implica decidirmos o que é "melhor" ou "pior" em determinada situação.

Ainda segundo Hester,[4] nenhum desses três sentidos dados à ética deve ser negligenciado nem se tornar dominante sobre os outros. Vale a pena notar, diz ele, que cada um de nós é um "depósito de valores", como produto da genética, da educação, do desenvolvimento físico e intelectual. "Ademais, de fato não vivemos isolados e estamos em relação constante com outros indivíduos - familiares, amigos, pacientes etc. – e essas relações nos obrigam de alguma forma a assumir compromissos com terceiros. Finalmente, "em um universo finito de habilidades e recursos, com uma pluralidade de interesses individuais e sociais, com frequência somos confrontados com questões do tipo 'o que devemos fazer' e 'por quê?'".

Assim, trataremos neste pequeno livro, daqui por diante, de questões relacionadas ao aspecto moral da relação médico-paciente, envolvendo valores (caráter), deveres e fins.

Valor

- Apreciação subjetiva, que revela as preferências pessoais de cada indivíduo, segundo suas tendências e influências sociais a que está submetido
- Designa os julgamentos não diretamente procedentes da experiência ou de elaboração pessoal, em oposição aos julgamentos de realidade, próprios do conhecimento objetivo ou da ciência
- Tem origem etimológica no latim – *valere* – ou seja, que tem valor, custo "Como é"

É Possível Ensinar Ética?

Em um dos mais famosos diálogos escritos por Platão[5] –*Mênon* –, o personagem-título pergunta a Sócrates: "Podes dizer-me, Sócrates: a virtude é coisa que se ensina? Ou não é coisa que se ensina mas se adquire pelo exercício? Ou nem coisa que se adquire pelo exercício nem coisa que se aprende, mas algo que advém aos homens por natureza ou por alguma outra maneira?" Usando de sua famosa técnica de ensinamento (a maiêutica), Sócrates continua o diálogo com Mênon, mudando o cerne da questão colocada e propondo ao seu interlocutor uma outra questão: "O que é a virtude?". E recebe de Mênon a seguinte resposta: "Em primeiro lugar, se queres que eu diga qual é a virtude do homem, é fácil dizer que é esta a virtude do homem: ser capaz de gerir as coisas da cidade, e, no exercício dessa gestão, fazer bem aos amigos e mal aos inimigos, e guardar-se ele próprio de sofrer coisa parecida. Se queres que diga qual é a virtude da mulher, não é difícil explicar que é preciso a ela bem administrar a casa, cuidando na manutenção de seu interior e sendo obediente ao marido. E diferente é a virtude da criança, tanto a de uma menina quanto a de um menino, e a do ancião, seja a de um homem livre, seja a de um escravo. E há muitíssimas outras virtudes, de modo que não é uma dificuldade dizer, sobre a virtude, o que ela é. Pois a virtude é, para cada um de nós, com relação a cada trabalho, conforme cada ação e cada idade; e da mesma forma, creio, Sócrates, também o vício". O grande filósofo, então, critica a conceituação dada por Mênon, mostrando que uma definição clara e precisa deve dar conta da unidade de uma multiplicidade. E, para ser ensinada, antes de tudo deve ser precisamente definida por aquele que vai ensinar.

Nesse ponto, como diria Hester[4] citado anteriormente, você deve estar indagando a si mesmo: Por que eu devo perder meu tempo com isso? Em primeiro lugar eu sou um indivíduo que possui bons valores, que me importo com os outros. Em segundo lugar, a profissão médica possui códigos de ética que são, na verdade, como diretrizes para uma prática médica eticamente aceitável. Finalmente, será que é mesmo necessário que eu adquira uma expertise filosófica em ética para exercer a medicina?

Cada uma dessas assertivas é parcialmente verdadeira. A maioria dos médicos é capaz de fazer escolhas moralmente aceitáveis baseadas em valores cultivados em fontes eticamente dignas. Além do mais, a prática da medicina durante séculos foi guiada por preocupações de ordem ética. No entanto, nem sempre a solução de conflitos éticos pode ser obtida por meio de diretrizes de conduta – nessas situações, a capacidade de fazer uma reflexão ética, baseada tanto no conhecimento de nossas obrigações profissionais como no reconhecimento da influência que nossos valores pessoais têm sobre nossas decisões morais, pode ser de extrema importância.

Hester costuma citar um exemplo para ilustrar esse questionamento: "Vamos considerar", diz ele, "que você seja uma 'boa pessoa', criada de maneira 'adequada' com 'bons' valores. Além do mais, vamos reconhecer que como profissional médico você tem como obrigação agir no melhor interesse de seus pacientes, e, como cidadão, lhe disseram que você não deve matar outra pessoa. Certo dia, um de seus pacientes oncológicos, de 65 anos de idade, após atravessar sem sucesso o terceiro *round* de quimioterapia, pede que você acelere sua morte. Ele diz claramente a você que a vida dele é insuportável, e que morrer rapidamente enquanto ele ainda possui alguma dignidade é a coisa mais importante para ele naquele momento. Levando em conta que você é uma 'boa' pessoa e que reconhece suas obrigações profissionais, como essas duas características suas podem ajudar a resolver esse problema moral? Francamente, elas não podem. Entretanto, isso não significa que essas duas características não possam ajudá-lo em determinar a melhor coisa a se fazer nesse caso, mas elas, isoladamente, não vão levá-lo muito longe na solução do problema. Mesmo que seus valores e interesses pessoais o aconselhem a ajudar seu paciente, e mesmo que suas responsabilidades para com o Estado impeçam você de auxiliar alguém a cometer suicídio, eles não lhe dizem qual forma de ajuda é aceitável nesse caso, nem a lei resolve as tensões éticas por si mesma – especialmente quando a pessoa que está sofrendo solicita ajuda para morrer".

O ponto, continua Hester, é que, para seres humanos eticamente equipados, é problemático acreditar que a educação não possa ser útil. Nenhum de nós tem poder absoluto sobre toda verdade moral. O ensino da ética, como toda forma de educação, almeja o desenvolvimento de que o indivíduo se habitue a uma ação inteligente para completar o 'estoque' de moral que carregamos dentro de nós – reconhecendo que nossos próprios valores não são, *a priori*, melhores que a moralidade de nossos vizinhos. Mais importante, dado que o caráter das pessoas e as práticas de cada profissão são objetos de contínuas mudanças, é necessário uma vigilância e reflexão contínua a respeito de quem nós queremos ser, o que desejamos fazer como podemos interagir com aqueles que nos cercam. O tempo dedicado ao ensino e ao estudo da ética pode ser especialmente útil no esforço de propiciar aos que se dedicam a esse aprendizado uma reflexão tranquila, sem a pressão e o estresse das necessidades clínicas (no caso dos médicos). Em resumo, o tempo dedicado ao estudo da ética provê espaço para a nossa inteligência dirigir seu foco específico aos hábitos da reflexão ética, deliberação e determinação de atitudes.

Assim, se, seguindo os ensinamentos de Sócrates, definirmos Ética como a ciência que estuda os valores morais de determinado grupo, acreditamos que ela possa ser ensinada, e, portanto, ser de grande valia na resolução de problemas morais que surgem na prática médica diária, ou em qualquer outra atividade.

Moralidade e Ética

Como afirma Moore,[6] "Ética é uma palavra de origem grega, com duas raízes possíveis. A primeira é a palavra grega éthos, com 'e' curto, que pode ser traduzida por costume. A segunda também se escreve éthos, porém com 'e' longo, que significa propriedade de caráter. A primeira é a que serviu de base para a tradução latina 'moral', enquanto a segunda é a que, de alguma forma, orienta a utilização atual que damos à palavra Ética".

Repetindo: convém lembrar que Moral, por sua vez, provém da tradução latina *mores* para a palavra grega éthos com o "e" curto - "relativo aos costumes" – tradução esta que deixou de lado o traço "interior" de éthos com "e" longo, que significa algo interno, que vem do âmago do indivíduo.

Dessa maneira, de modo genérico, Ética pode ser conceituada como um termo utilizado para se entender e analisar a vida moral. Em sua origem grega (*ethos*), como vimos, o termo se refere a "modo de ser", "caráter", mas também a "costume". Em outras palavras, ética diz respeito à moralidade, e a moralidade diz respeito à vida comum, ordinária, de todos nós. A

"Aquela parte da filosofia que diz respeito aos costumes, e que os gregos chamam Éthos, nós a chamamos Dos Costumes. Mas, é conveniente que quem queira aumentar o vocabulário da língua latina a chame Moral."
(Cícero, 64 a.C., Do Fato, 1,1)

moralidade é parte inextricável do drama humano, de sermos pessoas que pensam, sentem e fazem escolhas. A moralidade se preocupa com as crenças relativas às ações moralmente certas ou erradas, com pessoas ou caracteres bons ou maus. Gostemos ou não, na vida diária somos continuamente confrontados com a necessidade de deliberar sobre o que é certo ou errado, com a necessidade de julgar alguém como bom ou mau, com a necessidade de concordar ou discordar do pronunciamento moral de outras pessoas, aceitar ou rejeitar a visão moral de alguns, ou de determinado grupo cultural – até mesmo com a necessidade de aceitar ou duvidar de alguns conceitos morais propriamente ditos. Desse modo, o surgimento de problemas morais relativos a essas escolhas é inevitável.

Para resumir, a moralidade trata dos julgamentos morais realizados pelas pessoas, dos princípios, regras, paradigmas e teorias, os quais dirigem as condutas, estabelecem padrões e medidas de comportamento. Nós usamos o termo moralidade para nos referirmos genericamente a esses aspectos de nossas vidas, ou mais especificamente às crenças e práticas de grupos ou indivíduos (como a "moralidade brasileira" ou a "moralidade kantiana", referindo-se ao filósofo alemão Immanuel Kant). O termo "moral", que obviamente dá origem à noção de moralidade, às vezes é empregado como sinônimo de certo ou de bom, assim como "imoral" é usado com o mesmo significado de errado ou mau ("tal indivíduo é imoral").

Ética, conforme utilizaremos em todo nosso livro, não é sinônimo de moralidade. Utilizaremos "Ética" nos referindo à disciplina que se dedica ao estudo da moralidade, usando as ferramentas e os métodos da filosofia. A filosofia, por sua vez, como definido por Vaughn,[7] "é a disciplina que examina

CONCEITO DE ÉTICA

ÉTICA: ciência que se dedica ao estudo da moral, usando as ferramentas e os métodos da filosofia.

Divide-se em:

- Ética Descritiva
- Ética Normativa
- Metaética

de forma sistemática as grandes questões da vida por meio de um raciocínio crítico, de argumentos lógicos e de uma reflexão cuidadosa". Assim, ética – também chamada de "filosofia moral" – é um caminho racional de aprofundar os conceitos e problemas relativos à moral, assim como de avaliar o mérito dos julgamentos e das normas morais. Da mesma forma como acontece com a moral, o termo "ético" muitas vezes é utilizado para significar o que é "certo" ou "bom", enquanto "antiético", como empregado no Brasil, para significar "errado" ou "mau".

Para finalizar, na verdade, a ética busca saber se determinada ação é certa ou errada, se e quais normas morais devem guiar nossa conduta, se e quais princípios morais podem ser justificados, quais virtudes morais devem ser estimuladas e por qual motivo, quais os fins que os indivíduos devem buscar alcançar em sua vida, se existem boas razões para aceitar uma teoria moral em particular, o significado de noções como certo ou errado, bom ou mau. Como afirma Vaughn, "quando raciocinamos sobre essas questões, estamos fazendo ética".

A Ética como Ciência

A ciência (e os métodos científicos) nos oferece outro caminho para estudar a moralidade que devemos distinguir do preconizado pela filosofia moral. Assim, a palavra ética, usando a metodologia científica, assume outros significados. Ética normativa é aquela que apresenta padrões relativos ao "modo de agir" – mais precisamente qualificando as ações como boas ou más.

A ética também pode assumir um aspecto mais descritivo, referindo-se às crenças das pessoas e à forma como agem diante de situações diversas. Essa subdivisão da Ética, que poderia ser chamada de Ética descritiva (pelo fato de ser uma investigação factual do comportamento e das crenças morais, por meio de técnicas científicas, ou, em outras palavras, uma investigação geral sobre aquilo que é bom), é utilizada por antropólogos, sociólogos e historiadores, a fim de determinar quais normas e atitudes morais são expressadas na prática profissional, nos códigos e nas políticas públicas. Seu propósito é investigar os fatos empíricos da moralidade, as crenças e os comportamentos que constituem a experiência moral das pessoas. Vaughn afirma que, de modo bem genérico, "a diferença entre ética e ética descritiva é a seguinte: em ética nós perguntamos, como Sócrates, 'como deveríamos viver?' Na ética descritiva nós perguntamos 'como na verdade nós vivemos?'".

A "Ética descritiva" se acompanha de outra subdivisão, denominada Metaética – a qual envolve a análise da linguagem, dos conceitos e dos métodos de raciocínio na ética. Segundo Beauchamp e Childress,[8] nessa subdivisão se discutem os sentidos de termos éticos tais como "certo", "obrigação", "virtude", "princípio", "justificação", "moralidade", "responsabilidade", e inclui também o estudo da epistemologia moral (a teoria do conhecimento moral) e da lógica e dos padrões de raciocínio e da justificação morais. Os mesmos autores afirmam que a "análise metaética inclui problemas como o de determinar se a moralidade social é objetiva ou subjetiva, relativa ou não relativa, racional ou emocional". Vaughn[7] cita como exemplo as seguintes questões: "O que é considerado 'certo' significa aquilo que traz os melhores resultados, que tem as melhores consequências, ou é aquilo que produz a maior felicidade, ou que é determinado por Deus? Cabe à metaética explorar essas e outras questões fundamentais: qual, se é que existe, a diferença entre crenças morais e não morais? Existe algo como 'verdades morais'? Se existem, o que elas são, como podem ser conhecidas? Podem os enunciados morais ser verdadeiros ou falsos ou eles somente são expressões de emoções e atitudes sem nenhum valor de verdade? Podem as normas morais ser justificadas ou provadas?".

A Ética normativa geral aponta para a solução do seguinte problema: "quais são as normas que orientam e avaliam a conduta de determinada pessoa e que devem ser moralmente aceitas?". "E quais as razões para essa aceitação?" O conceito de "ética normativa" é uma noção muito cara ao século XX, não estando presente nas teorias que a precederam. E essa noção é muito importante para nosso estudo, de vez que nos interessa sobremaneira, em um nível epistemológico, o modo histórico como essas normas são criadas, como veremos em capítulo à parte, principalmente naquele que diz respeito à evolução no tempo dos códigos de conduta profissional.

Assim como Beauchamp e Childress,[8] "a tentativa de descobrir as implicações de teorias gerais para formas específicas de conduta e julgamento moral" nós chamaremos de "ética prática" – ainda que muitos prefiram o termo "ética aplicada". Do mesmo modo que os autores citados, o termo "prático" se refere ao uso da teoria ética e de seu método de análise para examinar problemas morais – principalmente no que se refere às normas adotadas em códigos profissionais. Aqui o principal desafio é empregar os princípios morais, as teorias, os argumentos e conceitos ou análises para tentar responder as questões morais que confrontam as pessoas no seu dia a dia. Muitas dessas questões se relacionam com um campo profissional em particular, como o do Direito, dos negócios, da Medicina, e, assim, temos outras subdivisões como "ética legislativa", "ética comercial" ou "ética médica" e também a "Bioética", como veremos adiante.

No entanto, mais do que a análise teórica – voltamos a frisar – vai nos interessar o modo como as regras de conduta são criadas e/ou modificadas no interior de um Código Profissional, e, mais especificamente, no Código de Ética Médica. Em resumo, não estamos interessados em estabelecer eticamente qual deveria ser determinada situação (como, por exemplo, nas questões relativas ao abortamento legal ou à aplicação da ortotanásia). Nosso objetivo, em termos de ética descritiva e metaética, é estabelecer de que situação se trata factual ou conceitualmente, ou seja: de que modo essas práticas (i.e., abortamento, ortotanásia, eutanásia etc.) se tornam legais ou ilegais, na evolução dos diferentes tipos de códigos de ética médica.

Obviamente, não devemos separar de maneira radical a ética normativa da ética descritiva, principalmente da metaética, pois esta última com muita frequência se volta para a ética normativa e muitas vezes serve de apoio a ela. Por exemplo, quando nos referimos à ética descritiva ao apresentar os requisitos de um código profissional, acabamos, de modo implícito, por questionar se as obrigações descritas nesse código são moralmente defensáveis – questionamento que é, no fundo, um problema normativo. Ao mesmo tempo, estamos de modo implícito também, por meio da metaética, elaborando uma discussão acerca da justificação desses padrões morais adotados por determinados grupos sociais.

MORAL

- Sistema de valores do qual resultam normas que são consideradas corretas por determinado grupo social
- Do latim, *mores*
- Relativo aos bons costumes
- "Dever ser"

Como disse Clotet,[9] "a Ética tem por objetivo facilitar a realização das pessoas. Que o ser humano chegue a realizar-se a si mesmo como tal, isto é, como pessoa. [...] A Ética se ocupa e pretende a perfeição do ser humano".

Com relação aos grupos sociais e à Ética normativa, Singer[10] afirma que "a ética pode ser um conjunto de regras ou maneiras de pensar que guiam, ou chamam a si a autoridade de guiar, as ações de um grupo particular (moralidade), ou é o estudo sistemático da argumentação sobre como nós devemos agir (filosofia moral)".

Nesse ponto, convém lembrar Aristóteles.[11] Para o filósofo grego, "toda arte e toda investigação, bem como toda ação e toda escolha, visam a um bem qualquer". E continua: "o bem é aquilo a que as coisas tendem. Mas, entre os fins, observa-se uma certa diversidade; alguns são atividades, outros são produtos distintos das atividades das quais resultam; e onde há fins distintos das ações, tais fins são, por natureza, mais excelentes do que as últimas. Mas como muitas são as ações, artes e ciências, muitas também são suas finalidades. O fim da medicina é a saúde, o da construção naval é um navio. [...] Se existe, então, para as coisas que fazemos algum fim que desejamos por si mesmo e tudo o mais é desejado por causa dele ... evidentemente tal fim deve ser o bem, ou melhor, o sumo bem". Depreende-se, então, das palavras do estagirita que a ética norteia as nossas ações, visando unicamente o bem (seu fim precípuo) – seja em que atividade for, na Medicina ou na Engenharia Naval.

Para Jonsen,[12] fazendo o papel de "advogado do diabo", a palavra "ética" carrega em si mesma grande variedade de significados, do estudo da moralidade (os escritos de Aristóteles são acerca do "conhecimento do bem supremo, o qual é de suma importância para a vida prática de cada um") ao comportamento das pessoas que agem em acordo ou em desacordo com algumas regras – sejam elas de padrão excelente de conduta (a ética do Mahatma Gandhi é admirável) ou apenas convencionais (o estrito cumprimento da lei, por exemplo). Quando aplicada ao comportamento profissional, a palavra "ética" adquire ainda outros significados: "muito do que chamamos 'ética', diria um sociólogo, é utilizado para designar algo que previna uma indesejável competição interna no mercado da medicina e é uma impecável fonte de silêncio para o mundo exterior". Essa variedade de significados, continua Jonsen, confunde a discussão sobre o que seria a "ética médica": estamos falando do verdadeiro comportamento dos médicos ou das regras que os médicos devem seguir no seu relacionamento com os pacientes e com os colegas? Ou estamos falando dos princípios morais que devem guiar os médicos como devem guiar todas as pessoas? Seria a ética médica um conjunto de regras expressas em códigos escritos por uma associação médica ou seria um estudo sobre como princípios gerais de moralidade pertencem à prática médica? Seria um conjunto de convenções criadas pelos médicos para manter o prestígio e o monopólio profissional? A Figura 1.1 apresenta uma comparação entre ética e moral.

Apesar dos diversos significados utilizados para moralidade e ética, é possível descobrir, nos escritos dos vários filósofos que se debruçaram sobre a natureza da vida moral, diversos conceitos consistentes e apropriados. A começar por Sócrates, por exemplo, o qual refletiu sobre o caráter e a qualidade do indivíduo dotado de moral, inquirindo sobre as obrigações e deveres que constituem a vida moral, e também sobre as relações entre os indivíduos e sua comunidade.

Por conveniência, Jonsen[12] catalogou esses três domínios da ética, subdividindo-os em "decorum", "deontologia" e "ética política". *Decorum* era a palavra utilizada por Cícero para descrever, em relação ao comportamento de um indivíduo, uma virtude intrínseca compreendendo uma gama de atitudes e ações denominadas como "polidez", "coragem", "respeito", "resolução". Essas qualidades são comumente chamadas de "virtudes". Deontologia, por sua vez, é um neologismo formado pela palavra grega *deon*, que significa dever, obrigação, e compreende a parte da moralidade construída sobre o que alguém deve fazer – encontrando sua expressão prática nas regras e princípios de conduta. Por fim, a ética política lança um olhar através do indivíduo para a comunidade

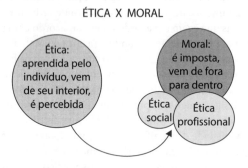

Figura 1.1. Comparação entre ética e moral.

que o cerca. A ideia moral de "justiça" evoca a dimensão desse relacionamento indivíduo/comunidade, e isso, é óbvio, faz parte das relações políticas.

Jonsen[12] também afirma que quando nos movemos da filosofia moral para a ética médica esses três domínios citados anteriormente tornam-se proeminentes. Apesar de pouco explorados pelos filósofos, a prática médica é vista como aquela em que certas pessoas, os médicos, têm certos deveres para com outras – seus pacientes. Os médicos, para cumprir esses deveres de modo apropriado, devem possuir qualidades de suas mentes, de suas intenções, de suas emoções e comportamento em acordo manifesto com essas qualidades (do decoro, da obediência aos princípios, da justiça). Finalmente, continua Jonsen, o médico não somente trata dos enfermos que são seus pacientes: eles exercem um papel em sua comunidade e devem servir igualmente ao bem-estar social.

Afora isso, tradicionalmente esses três paradigmas de conduta são repetidos através da história com ênfase variada em cada um deles. Por exemplo, as maneiras recomendadas pelo decoro (polidez, respeito etc.) são altamente estáveis, similares através dos tempos. Outros elementos do decoro, como a confidencialidade e o segredo médico, presentes desde os tempos de Hipócrates, são expressos de modos diferentes em diferentes culturas, e terminaram por fazer parte dos princípios deontológicos em algumas delas. Elementos da deontologia, como as regras que proíbem o aborto ou a eutanásia, persistem nos pressupostos morais mais profundos, mas de modo diferente em culturas diversas. A ética política, raramente mencionada na medicina hipocrática, cresceu de importância à medida que a prática profissional se desenvolveu na economia capitalista.

Muito do que se convencionou chamar de "tradição médica", sugere Jonsen, foi criado por médicos que escreveram sobre como os médicos devem se comportar. Entretanto, a moralidade médica é muito mais ampla. Ela inclui as respostas de outros indivíduos e instituições às atividades médicas. Assim, os comentários de poetas e teatrólogos, os ensinamentos de padres e rabinos, os decretos de reis e parlamentos influenciaram sobremaneira as regras de conduta dos médicos através dos tempos. Esses comentários acerca da moralidade médica não se encaixaram ordenadamente nos esquemas da deontologia, deveres e ética política, mas, aos poucos, lançaram luz sobre a concepção geral da relação entre medicina e moral.

Moralidade e Filosofia Moral

Quando falamos em moralidade, como vimos anteriormente, muitas vezes estamos tentando dissertar acerca de proposições sobre o que é certo ou errado. No entanto, essas proposições não podem ser encaradas apenas do ponto de vista teórico e poderiam ser mais bem definidas como teoria ética e filosofia moral, as quais se referem à reflexão filosófica sobre a natureza e a função da moralidade. Nesse mesmo patamar, podemos incluir a Bioética também como uma reflexão filosófica sobre a moralidade, no âmbito das ciências da vida – mas sobre esse tópico, reiteramos, falaremos mais adiante com maior profundidade.

Nesse momento, somente é preciso entender a teoria ética como aquela que tem por objetivo deixar mais claros e organizar de modo sistemático os argumentos que utilizamos em reflexões acerca da moralidade. Por sua vez, o termo moralidade, nunca é demais repetir, implica convenções de cunho social acerca do comportamento humano considerado certo ou errado dentro de determinado grupo social. Segundo Beauchamp e Childress,[8] "estas convenções são tão largamente partilhadas que formam um consenso comum estável (embora usualmente incompleto)". Destacamos essa última parte da assertiva, tendo em vista que esse conhecimento e a noção de "consenso" serão de suma importância para a análise que realizaremos mais adiante acerca de como as normas de conduta são incluídas dentro dos códigos de ética profissional. Esse conceito é tão importante que os próprios autores completam seu raciocínio da seguinte maneira: "No seu sentido mais amplo e mais familiar, a moralidade comum é constituída por normas de conduta socialmente aprovadas. Ela reconhece, por exemplo, muitas formas de comportamento legítimas e ilegítimas que apreendemos no emprego da linguagem dos 'direitos humanos'. A moralidade comum é uma instituição social com um código de normas aprendido. Assim como as línguas e as constituições políticas, a moralidade comum existe antes de sermos instruídos acerca de suas relevantes regras e regulamentos. À medida que nos desenvolvemos, da infância em diante, aprendemos as regras morais juntamente com outras regras sociais, como as leis. Mais tarde em nossas vidas, aprendemos a distinguir as regras sociais gerais, adotadas em comum pelos membros da sociedade, das regras sociais particulares formuladas para regular o comportamento de membros de grupos específicos, como os membros de uma mesma categoria profissional".

O que nos parece importante adicionar a esse conceito, em geral correto, é que essas normas não são fechadas em si mesmas e tampouco são estáticas. Muitas vezes elas são ambíguas, proporcionando interpretações por vezes díspares e contraditórias (dependendo da visão de cada um), assim como são dinâmicas e se alteram no decorrer do tempo – de acordo com a evolução do grupo social que as formulou, ou da correlação de forças existentes dentro desse grupo, sendo que os mais fortes (ou os mais numerosos ou aqueles com maior poder retórico e de argumentação) quase sempre são capazes de impor sua visão particular na elaboração de uma determinada norma dentro de um código de ética profissional.

Edmund Pellegrino,[13] um dos grandes pensadores da ética médica no século passado, elaborou o conceito de "moralidade interna" da medicina. Para ele, analisando a profissão médica (como Aristóteles) orientada para um fim, a moralidade interna da medicina trata de uma ética baseada na noção de "bem", como um fim que caracteriza as ações morais. O "bem" é definido nos termos de objetivo de uma atividade, a finalidade pela qual essa determinada atividade existe (o "bem" da medicina é promover a saúde). Essa é uma ética consistente com a noção de bem definida por Aristóteles e Platão. É a antítese daquela baseada na construção social de objetivos e propósitos da medicina. Esses objetivos e propósitos (ganhar dinheiro, por exemplo) seriam componentes da "moralidade externa" da medicina – nem sempre adequada e, por vezes, até mesmo perigosa para o paciente.

Segundo Pellegrino,[13] a moralidade interna da medicina surge da natureza mesma da profissão. A medicina, mormente em sua faceta clínica, promove um encontro face a face entre médico e paciente. Esse encontro é o ponto de partida para as questões filosóficas propostas à medicina e é a raiz de sua moralidade interna. Não importam as convenções sociais que cercam a prática médica, a doença é uma experiência humana universal e seu impacto sobre o indivíduo é a razão pela qual a medicina e os médicos existem.

O autor adverte que a moralidade interna não está divorciada de outras teorias éticas. Não é um corpo de normas que se autojustificam, e tampouco é criada por médicos ou associações médicas. De fato, ela é condizente com uma ética baseada na virtude e no respeito aos princípios. Não está fechada para os *insights* revelados por outros métodos de análise (sobre os quais falaremos mais adiante) como a casuística ou ética do cuidado. Não se afasta dos *insights* promovidos pelo cinema, pela literatura, pela história ou pela sociologia

– ao contrário, agrega essas sugestões à prática que objetiva o bem do paciente. "Faça o bem e evite o mal", diz ele, é o *primum principium* de toda teoria ética, de toda filosofia moral, o que significa que o "bem" deve ser o ponto focal e o objetivo final de qualquer ação profissional que se pretende moralmente justificável, e, por analogia, deve ser o ponto-chave do que o autor chamou de moralidade interna da medicina.[13]

Reflexão Ética

Embora existam várias teorias éticas e métodos desenvolvidos no decorrer do tempo – Ética da virtude aristotélica, deontologia kantiana, utilitarismo de John Stuart Mill, a ética do cuidado de Gilligan, principialismo, casuística, ética narrativa e outras que comentaremos mais à frente –, não se espera que todas as pessoas tenham absoluto domínio de todos esses métodos. Entretanto, isso não quer dizer que a teoria e o método sejam pouco importantes. Nenhuma de nossas ações é executada de modo isolado ou independente de outros fatores, nem as teorias são escritas no vácuo. Raciocínios e justificativas são componentes necessários das determinações éticas.

Além disso, a consistência dos argumentos também é de máxima importância. Raciocínio consistente decorre de posições de princípios justificados, e ambos surgem de longos processos de indagações no interior da vida moral. Não é suficiente orientar as consequências de nossos atos por meio dos deveres e obrigações que temos para com os outros, ou simplesmente por capricho. É necessário estarmos preparados e aptos para legitimar nossas deliberações e as decisões que tomamos, por meio do uso dos métodos e teorias disponíveis.

Existem, pelo menos, quatro vantagens em se habituar com o exercício da reflexão ética: em primeiro lugar, a reflexão ética pode ajudar a esclarecer quais são nossos próprios valores, os quais poderiam nos passar despercebidos; em segundo lugar, pode nos auxiliar a reconhecer nossos objetivos de modo mais claro; também pode nos ajudar, nas palavras de Hester,[4] a "separar o joio do trigo", auxiliando-nos a ver quais problemas são mais importantes, aproximando-nos da solução mais apropriada em cada caso; e, por fim, a reflexão guia nossas próprias ações, tornando nossa conduta verdadeiramente autônoma e, não, uma simples obediência aos costumes e regras estabelecidas.

Uma reflexão ética profícua, de modo geral, deve seguir alguns passos básicos, ordenados de forma racional. Esses passos podem ser utilizados como um "método científico" a ser aplicado nas mais diferentes considerações éticas e não somente naquelas que dizem respeito à medicina – mesmo quando, como veremos mais adiante, se lance mão de outros métodos de análise. São eles, segundo a conceituação de Hester:[4] Confronto com o problema (que questões são levantadas pelo caso): quando diante de um caso, o que lhe parece problemático naquela situação? Que valores estão sendo levados em consideração? Que princípios colidem entre si? Como, quando, onde e por que motivo o conflito está ocorrendo?

Defina o problema (qual a questão central em determinado caso): qual é a questão ética central levantada pelo caso? Embora um caso em geral possa levantar várias questões éticas, você deve determinar qual a preocupação ética primária que deve ser estabelecida e respondida. Essa questão deve surgir diretamente dos conflitos éticos/problemas individuais e do contexto trazidos pelo caso. Eventualmente, pode haver mais de uma questão ética central.

Traga respostas alternativas para o problema (Que respostas são razoáveis? Que princípios ou regras podem ser apresentados como resposta ao problema?): Que respostas estão disponíveis (todas possíveis e razoáveis) para resolver a questão central? Ou seja: o que deve o indivíduo estabelecer de forma razoável para legitimar a solução dada ao dilema ético proposto no item anterior?

Raciocine com as alternativas disponíveis (qual é a melhor resposta, e por quê?):

Primeiro passo: quais são os melhores argumentos que sustentam cada uma das respostas que você deu ao item 3? O que garante (norma, regra ou princípio) cada uma das respostas dada ao item 3?

Segundo passo: Quais as forças e as fraquezas ou vulnerabilidades dos argumentos que você utilizou? Quais as exceções que "enfraquecem" a solução proposta? Essa solução pode ser fortalecida de alguma forma que evite objeções a ela? Como?

Terceiro passo: após seguir os passos anteriores, qual é a melhor resposta para a questão central? Por quê?

Teste a solução proposta (Como sua solução pode ser executada? Que exceções devem ser consideradas?): Para implementar/testar a solução proposta tenha em mãos as especificidades do caso. Existem preocupações práticas ou de procedimentos que devem ser observadas antes de empregar o que você determinou como a "solução mais ética" para o dilema?

Como afirma Hester,[4] é importante notar que esses cinco "aspectos" da reflexão ética estão listados de forma consecutiva apenas com propósito didático – isto é, de forma a ajudar no desenvolvimento de bons hábitos de indagação. "Entretanto, na prática diária, uma boa reflexão requer reavaliação contínua do processo à luz dos achados que vão surgindo pelo caminho, e mesmo requer a reavaliação de considerações anteriores, voltar atrás, novamente tentar achar a questão ética central etc."

Referências Bibliográficas

1. Fávero F. Medicina Legal, vol.3. São Paulo: Livraria Martins Editora, 1974, p.5.

2. Durkheim E. Ética e Sociologia da Moral. 2ª ed. São Paulo: Landy Editora, 2006, p.23.

3. Engelhardt TH, Jotterand F, editors. The Philosophy of Medicine Reborn. A Pellegrino Reader. Notre Dame, Indiana: University of Notre Dame Press, 2008, p.24-25.

4. Hester MD. Ethics by Commitee. Lanhan: Rowman & Littlefield Publishers Inc., 2008, p.21-23.

5. Platão. Mênon. Coleção Folha Grandes Nomes do Pensamento. São Paulo: Folha de São Paulo, 2015, p.14. Moore GE. Princípios Éticos. São Paulo: Abril Cultural, 1975, p.4.

6. Vaughn L. Bioethics – Principles, issues, and cases. New York: Oxford University Press, 2010, p. 3-4.

7. Beauchamp T, Childress J. Princípios de Ética Biomédica. São Paulo: Loyola, p.18.

8. Clotet J. Una introducción al tema de la ética. Psico 1986;12(1):84-92.

9. Singer P. Ethics. Oxford: Oxford University Press,1994, p.4-6.

10. Aristóteles. Ética a Nicômaco. São Paulo: Editora Martin Claret, 2001, p.9.

11. Jonsen AR. A Short History of Medical Ethics. New York: Oxford University Press, 2000, p. ix-xi.

12. Engelhardt TH, Jotterand F, editors. The Philosophy of Medicine Reborn. A Pellegrino Reader. Notre Dame, Indiana: University of Notre Dame Press, 2008, p.62-81.

Parte II

Noções de Deontologia

2. Deontologia Médica, 37

Jurisprudência Médica, 37

Fundamentos da Deontologia Médica, 38

"Crise Médica" e Medicina como Vocação, 41

O Código de Ética Médica, 46

Do Paternalismo Hipocrático ao Princípio da Autonomia –
A Teoria do Consenso Moral, 46

Relação Histórica entre Deontologia e Direito, 52

A Atualização das Normas Deontológicas – O Conceito de
Paradigma e Crise, 52

Breve História dos Juramentos, Códigos de Ética e Declarações, 55

Os Códigos de Ética Médica no Brasil – Breve Histórico, 59

3. Exercício Legal e Ilegal da Medicina, 63

4. Responsabilidade Médica, 71

Responsabilidade Legal do Médico, 73

Características da Responsabilidade Legal, 76

Responsabilidade Médica e Moralidade, 86

Os Erros de Conduta Médica, 87

5. Segredo Médico, 93

Moralidade e Segredo Médico, 99

Componentes do Crime de Revelação do Segredo Médico, 100

Deontologia Médica

2

Jurisprudência Médica

O trabalho médico constitui-se de uma série de atos, relativamente reservados, entre o profissional e seu paciente. No entanto, essas funções não podem ser encaradas de modo exclusivamente privado, de vez que, de modo geral, a saúde é um bem a ser preservado e portanto possui interesse público. Assim, é lógico que haja vantagem social em que a saúde da população seja cuidada com todas as garantias possíveis.

Neste capítulo das "garantias possíveis" enquadra-se um tópico denominado "jurisprudência médica" – termo já utilizado por Sir Thomas Percival, em 1849, em seu famoso *Medical Ethics* (base da Deontologia em países anglo-saxões) – e que, fazendo parte inerente à Medicina Legal, trata do estudo dos problemas jurídicos, dentro da conceituação dos aspectos morais, relativos ao exercício da profissão médica. Ou ainda, nas sábias palavras de Flamínio Fávero,[1] "podem os deveres e direitos (dos médicos) expressos em lei ser enfeixados na denominação de jurisprudência médica, ficando a de ética médica para abranger os (deveres) puramente morais".

Assim, este tópico divide-se, *grosso modo*, em questões atinentes à deontologia e à diceologia médicas. Deontologia, do grego – *deon + logos*, etimologicamente, refere-se ao "estudo do que se deve fazer", e, em referência à Medicina, no dizer de Gerardo Vasconcelos,[2] ao conjunto de normas que deve seguir o médico em suas relações com a sociedade, com os poderes públicos, com os doentes e com os colegas, aplicadas à conduta profissional do médico. Já a diceologia refere-se, também com origem etimológica grega, aos direitos relativos aos médicos no seu exercício profissional.

Fundamentos da Deontologia Médica

Quem for buscar na Internet uma definição para deontologia irá encontrar várias respostas. Na Wikipedia, por exemplo, Deontologia (do grego δέον, *deon*, "dever, obrigação" + λόγος, *logos*, "ciência") é, na filosofia moral contemporânea, uma das teorias normativas, segundo a qual as escolhas são moralmente necessárias, proibidas ou permitidas. Portanto inclui-se entre as teorias morais que orientam nossas escolhas sobre o que deve ser feito. Ou, ainda, é o ramo da Filosofia que trata dos princípios, fundamentos e sistemas da moral.[3] O termo foi introduzido em 1834, por Jeremy Bentham, para referir-se ao ramo da ética cujo objeto de estudo são os fundamentos do dever e as normas morais. É conhecida também sob o nome de *"Teoria do Dever"*. É um dos dois ramos principais da Ética Normativa a que nos referimos anteriormente, juntamente com a axiologia.

Há que se notar que um dos maiores expoentes da deontologia, tal qual a entendemos hoje, é o filósofo alemão Immanuel Kant (1724-1804), o qual alicerçou seus fundamentos teóricos em obras como *Fundamentos da Metafísica dos Costumes* (1785), *Metafísica dos Costumes* (1797), *Crítica da Razão Pura* (1787) e *Crítica da Razão Prática* (1787), cuja leitura é necessária àqueles que desejarem se aprofundar nos conhecimentos sobre o tema.

De modo geral, e bastante simplista, a deontologia em Kant fundamenta-se em dois conceitos que lhe dão sustentação: a razão prática e a liberdade. Agir por dever é o modo de conferir à ação o seu valor moral; por sua vez, a perfeição moral só pode ser atingida por uma vontade livre – deliberada pela razão. O imperativo categórico no domínio da moralidade é a forma racional do "dever-ser", determinando a vontade submetida à obrigação. Em outras palavras: cumpre o teu dever incondicionalmente.

A deontologia, enquanto ética normativa, também se refere ao conjunto de princípios e regras de conduta — os deveres — inerentes a uma determinada profissão. Assim, cada profissional está sujeito a uma deontologia própria a regular o exercício de sua profissão, conforme o Código de Ética de sua categoria. Nesse caso, é o conjunto codificado das obrigações impostas aos profissionais de uma determinada área, no exercício de sua profissão. São normas estabelecidas pelos próprios profissionais, tendo em vista não exatamente a qualidade moral, mas a correção de suas intenções e ações, em relação a direitos, deveres ou princípios, nas relações entre a profissão e a sociedade. Adiante, explicitaremos melhor a evolução dos códigos de ética na área médica.

Ainda de acordo com Verger (*apud* Flamínio Fávero), a deontologia médica apoia-se em dois fundamentos básicos adicionais: a tradição e a legislação.

Com relação à tradição, seus fundamentos remontam à Grécia Antiga e ao Juramento de Hipócrates. No início da tradição médica, imersa em noções religiosas, a medicina era vista como um misto de magia e feitiçaria, mas também com a figura do médico sendo uma espécie de intermediário entre os deuses e os homens. Essa é a pré-história da medicina, da qual poucos registros (ou nenhum) existem. Nesses tempos ancestrais, mágicos e curandeiros eram investidos da arte da cura, colocando preceitos terapêuticos arcaicos em benefício do paciente mas também em seu próprio favor. No período religioso, se assim podemos chamar, a medicina é exercida pelos sacerdotes ("médicos do corpo e médicos da alma", segundo Flamínio Fávero[1]) em proveito dos fiéis. Já nesse período, possuíam os sacerdotes normas de conduta aprovadas pelo senso comum, normas essas que eram exigências tanto da sociedade como dos próprios profissionais "em prol de seu prestígio". Essas normas se transmitiam para os discípulos através dos tempos – mas todas elas balizadas pelo consenso geral – tais como agir sempre em benefício dos pacientes, manter conduta moral irreprovável, preservar o sigilo médico etc.

Hipócrates é o representante máximo do período filosófico da medicina. Nascido na ilha de Cós em 460 a.C., o avanço que suas ideias e escritos proporcionaram à arte médica foi inigualável, fazendo com que fosse agraciado com o epíteto de "Pai da Medicina". No campo da moral médica, esse verdadeiro gênio da Humanidade deixou cinco de seus livros reunindo os preceitos éticos: a Lei, os Preceitos, a Compostura, o Médico e o Juramento – sendo este último o mais famoso de todos (porém não o mais importante).[5]

Há que se realçar não só a importância dos escritos hipocráticos para o desenvolvimento da profissão médica, mas também o seu caráter paternalista que guiou a medicina até o final do século passado. A partir do advento da Bioética, esse caráter paternalista dos preceitos hipocráticos passa a ser questionado, com a supremacia do respeito à Autonomia do paciente.

Entretanto, os preceitos hipocráticos, e outras normas cultivadas pela tradição, foram incorporados às legislações de povos antigos como os hindus (livros dos Vedas), hebreus (Levítico), babilônios (Código de Hamurábi) etc. Os hindus já cultivavam os ensinamentos da medicina e da ética, com normas a respeito de honorários médicos, do cuidar com carinho os doentes pobres, à exigência de o médico não visitar a paciente do sexo feminino na ausência do marido ou sem a anuência deste; não visitar o doente sem aviso prévio. O mesmo ocorria entre os egípcios e hebreus, principalmente nos escritos de Moisés, com referências a como exercer a profissão, aos honorários a serem cobrados. A medicina para esses povos ainda é sacerdotal, mas ao lado dos sacerdotes os leigos, como as parteiras, também podem exercer a profissão. O Código de Hamurábi, datado de 23 séculos antes da era cristã, abriga dispositivos ligados tanto aos honorários médicos quanto, em sentido mais amplo, à responsabilidade médica – com sanções para erros praticados no exercício da profissão – na dependência de o paciente ser escravo ou homem livre.

Nesse período religioso a medicina é uma instituição do Estado, assim como a religião, mas não subordinada a pré-requisitos específicos ou habilidade especial, sendo os sacerdotes investidos da prerrogativa de curar. Em outras palavras: nesses tempos, qualquer um poderia exercer a arte médica, havendo tão somente punições para o insucesso da prática.

A primeira restrição ao livre exercício da medicina somente irá surgir em 1352, por editos de João I da França, unicamente se permitindo a sua prática àqueles licenciados pela Universidade – com a finalidade de assegurar o bem-estar social. É assim criado o monopólio profissional da arte médica. Também por essa época, outras aquisições da moral médica são incorporadas à legislação, como o princípio do sigilo e da responsabilidade médica. Desse modo, leis escritas se unem a ordenações morais, formando a deontologia médica como um todo, em sua acepção mais ampla, reunindo a ética e a jurisprudência médica.

É preciso lembrar que boa parte das bases deontológicas modernas, como citamos anteriormente, se deve ao filósofo alemão Immanuel Kant (1724-1804). Dez dias antes de morrer, Kant recebeu a visita de seu médico. Ainda que extenuado e enfraquecido, ele se levantou da cadeira e permaneceu em pé, transpirando, tremendo, fragílimo, até que o médico entendeu que Kant só tornaria a sentar depois que seu visitante o fizesse, e explicou-se: "O senso de humanidade ainda não me abandonou". Para Kant, diferentemente do que muitos pensam, a moralidade não se traduzia apenas em um conjunto de regras externas, impostas a cada indivíduo pela autoridade. Para o filósofo, a depender apenas da coação externa não haveria base sólida para a cooperação e a solidariedade entre os homens, ou seja, a organização social comunitária só poderia surgir se o comportamento moral adequado brotasse no interior de cada indivíduo por meio de uma decisão livre e autônoma, fruto de reflexão profunda, e não apenas por imposição contrária à sua vontade.

Desse modo, o filósofo alemão[4] afirma que o sujeito é quem cria sua própria lei, e, para harmonizar e compatibilizar as diversas vontades individuais em um convívio social, é necessário o uso da razão. Segundo ele, uma norma de conduta individual pode ser seguida por todos desde que promova o respeito mútuo e a dignidade humana. Como afirmou Maurício Puls, "para Kant, todo homem é um fim em si mesmo e jamais pode ser usado por alguém, nem sequer por Deus, simplesmente como meio".

"Crise Médica" e Medicina como Vocação

Antes de prosseguirmos nesta introdução gostaríamos de alertar que neste capítulo, de certa forma contradizendo o que dissemos anteriormente, utilizaremos os termos "ética" e "moral" como sinônimos – para maior facilidade didática, e mesmo porque a chamada "ética social" se confunde, na prática, com a moral.

Assim sendo, podemos dizer que a "ética médica" é antes de tudo um aspecto da moral geral que, embora aplicada a uma categoria profissional, se constitui das normas de ação do indivíduo, das mesmas regras normativas da conduta que, desde a Grécia antiga, se convencionou chamar simplesmente "ética".

O grande mestre Flamínio Fávero,[1] em sua obra seminal para a Medicina Legal brasileira, já se referia à crise de valores por que passava a profissão médica de seu tempo. Dizia ele: "Ao observador mais desprevenido, não pode passar sem reparo que o exercício da medicina está num período de séria crise. Não se trata de crise intelectual ou científica porque, felizmente, é impressionante o progresso realizado no particular, mas de uma crise de ordem moral e material". Para Oscar Freire, esse fenômeno comentado por Fávero "é universal e de há muito assinalado em outros países. Depende, naturalmente, das condições sociais e morais do mundo ocidental, neste momento histórico. (...) É incontestável, entretanto, que um estado de sobressalto, de inquietação, de indecisão, de ansiedade, de dúvida, agita e perturba a nossa época".

Parece estranho, mas as palavras dos dois próceres de nossa medicina legal continuam atualíssimas. Para Genival Veloso de França,[5] "Hoje vivemos uma época singular. A sociedade capitalista-industrial, utilitarista e pragmática, centrada em parâmetros de produção e consumo, exige do homem de agora uma nova postura. Cria-se uma mentalidade imediatista, embriagada com o progresso, e o homem passa a ser deslocado para um plano ético e político, na qualidade de simples coisa, inexpressivamente inserido dentro de uma pungente realidade que ele gerou e não sabe mais controlar." Continua ele: "A própria Medicina atual vem enfrentando situações que os princípios tradicionais nem sempre lhe asseguram a certeza de uma correta tomada de posição. Vão se estruturando de acordo com uma necessidade que sempre está em evolução. E, assim, a Medicina de arte espiritual, íntima e solitária, passa a assimilar e exigir a contribuição vertiginosa que decorre das ciências e da tecnologia em geral. Criou-se, desse modo, uma nova forma de exercício, onde seu campo de ação foi invadido, como forma de alcançar o homem no seu sentido mais amplo".

Flamínio Fávero,[1] com grande antevisão do futuro, já dissecava esses problemas em sua raiz e dizia que a crise médica se exteriorizava "por sintomas palpáveis, tem suas causas e seus remédios, como verdadeiro estado mórbido que é". E assim descrevia sintomas e causas:

a) Sintomas: "Essa crise se revela, em primeiro lugar, por *sintomas externos*, como sejam os artigos de jornais e o movimento de *cooperativismo* de domínio do grande público, estranho à classe. Questões privativas desta são levadas para os jornais diários e aí agitadas profusamente, para gáudio de quem não pode dispensar o pábulo do escândalo. Atritos, dúvidas, críticas, incidentes de pura economia interna nas sociedades de classe são noticiados abundantemente nos jornais profanos, que todo mundo lê, comenta e anota. Assim, reputações ficam salpicadas de lama, probidades científicas arranhadas, a medicina ridicularizada pelos *Molières cogumelares*". O que diria então o grande mestre dos dias de hoje, onde o que antes era veiculado pelos "jornais profanos" é divulgado por um veículo imensamente mais poderoso como a televisão?

Por outro lado, contínua Flamínio Fávero, "o espírito de cooperativismo médico que se nota intenso também não escapa à observação popular. Os médicos se defendem porque atacados. Querem pôr-se a coberto de contingências materiais e morais porque, sem dúvida, são presa delas. Ninguém enfrenta perigo inexistente. E o grande público espectador arguto, vai registrando tudo, sorridente, irônico, implacável".

E prossegue: "os sintomas internos, invadindo já o âmbito dos primeiros, tal sua gravidade crescente, são os que ferem melhor a atenção dos próprios médicos. Lembrem-se os reclamos espalhafatosos e inconvenientes, as porcentagens e a dicotomia, a falta de cumprimento exato dos deveres clínicos, a educação técnica incompleta nos laboratórios e clínicas – e tenho apontado alguns dos mais importantes que concorrem para corroborar o asserto da existência de uma verdadeira crise moral". Como se vê, um mestre como esse faz muita falta nos tempos atuais.

b) Causas: "Duas são, seguramente, as principais causas dessa crise: a pletora médica e o espírito de mercantilismo", dizia Flamínio Fávero.[1]

– Pletora médica – consiste no excessivo número de médicos numa determinada região. A que será devido o fenômeno? Sua gênese é múltipla. De início o desprezo pelo trabalho manual, havendo maiores atrativos para aquele de natureza imaterial. Depois, o liberalismo e a livre concorrência. São, sem dúvida, belas aquisições do homem, mas, ao lado de suas grandes vantagens, trazem inconvenientes, como esse. Acrescente-se a facilidade dos estudos médicos que se tornam hoje mais acessíveis. Em conexão com isso, as inúmeras escolas existentes no país, desde o Amazonas ao Rio Grande do Sul. (...)

Como causa da pletora, surgem também os curandeiros, competindo desleal e por vezes vantajosamente com os verdadeiros médicos. Acresça-se a isso tudo a gratuidade dos serviços para pessoas que não necessitam de tais facilidades e por obra de hospitais de caridade, postos, consultórios, centros de saúde etc.

E, por fim, lembre-se a diminuição das doenças, esplêndida aquisição da higiene moderna. É um benefício coletivo que se levanta como malefício dos médicos clínicos, afirmava.

Já "o espírito de mercantilismo" – prossegue ele – "impera desolador na medicina destes tempos. A medicina sacerdócio desapareceu quase e, com ela, sofrem os belos princípios da ética que lhe sustentavam o brilho e o porte respeitável. Hoje, para muitos, a medicina é simples meio de vida; é mercadoria que se compra e vende e o seu negócio, mais ou menos lucrativo, conforme o tino comercial de quem o exerce sugira meios adequados para suplantar os concorrentes, está sujeito às mil vicissitudes por que passam os outros gêneros de primeira necessidade, no balcão da procura e da oferta. Dir-se-á que os médicos se defendem diante da agressividade e da esperteza do meio. Certo, mas, a agressividade e a esperteza do meio também constituem defesa diante da atuação pouco recomendável de alguns médicos. E daí o círculo vicioso interminável. Necessário teria sido não que a medicina descesse do seu pedestal ao terra a terra das competições mercantis, mas que ela tudo fizesse para educar e alçar junto de si a compreensão adequada do ambiente. Será inda possível isso? O meu otimismo impenitente já se mantém com dificuldade. As contingências e os imperativos da época são desalentadores".

Sábias palavras, as do velho mestre. Ainda que se possa se criticar uma certa visão errônea acerca dos avanços proporcionados pela medicina de prevenção de doenças, é muito difícil não concordar com a visão conjuntural descrita por Flamínio Fávero acerca dessa crise de valores que se abate sobre a classe médica como um todo.

E quanto à solução para esses problemas? O próprio Fávero enumera uma série de remédios: "Isso não impede que uma terapêutica útil seja proposta", diz ele. "É do gênio da mesma medicina, curar algumas vezes, aliviar muitas e consolar sempre." Sirva ao menos de consolo o conjunto terapêutico abaixo.

Alguns desses remédios são propriamente universitários, como o ensino intensivo da deontologia, ao lado do conveniente preparo fundamental e clínico dos médicos e da boa seleção dos candidatos por provas adequadas. Especificamente em relação à deontologia, Fávero chamava a atenção de que "sua ministração é obrigatória no programa, em diversas aulas anuais. No seu caráter de ensino intensivo, foi o primeiro criado no Brasil. Sua inauguração se deve ao inolvidável Oscar Freire, que, sob os auspícios do Centro Acadêmico

Osvaldo Cruz, instalou, em 2 de abril de 1921, o primeiro curso regular da matéria. Daí para cá, o seu ensino tem sido feito ininterruptamente, como parte integrante da cadeira de medicina legal".

Além disso, Fávero se refere a quatro aspectos com os quais a deontologia médica se cobre de importância. O primeiro deles, citando Payen, é aquele relacionado "à gravidade dos interesses físicos, morais, espirituais, privados ou sociais, confiados ao médico e que uma negligência culpável pode facilmente comprometer; aí vai a saúde, o futuro, a vida, a honra das famílias, a felicidade temporal e, algumas vezes, a felicidade eterna". O segundo seria aquele relacionado "à complexidade e à delicadeza de certos casos de consciência que concernem, sobretudo, às operações lícitas ou ilícitas e que a honestidade natural é impotente para resolver". O terceiro seria "a grande liberdade que, por força das coisas, é deixada ao médico no exercício de sua bela mas perigosa profissão"; e, por fim, "à tendência que leva o estudante a negligenciar o estudo da deontologia, sob o pretexto de que não lhe é de utilidade imediata".[1]

É também necessário enfatizar que não se pode simplesmente dissociar a ética médica daquilo que se convencionou chamar "vocação", pela qual se entende a primeira condição espiritual exigida pela profissão. Tomemos pois por vocação aquilo que o mesmo Gerardo Vasconcelos[2] chamou de "quase inspiração", que permite ao médico uma compensação indispensável a um tipo de trabalho o mais das vezes extenuante, e produz no profissional uma satisfação íntima capaz de levá-lo a exercer suas funções com desinteresse, estoicismo e amor, e o provê de maturidade no momento de enfrentar as grandes decisões, os dramas de consciência, trazendo-lhe responsabilidade perante seus atos.

Outra condição para o exercício de sua profissão é aquilo que se chama de "espírito médico", condição que coloca em harmonia três elementos aparentemente díspares, que são a técnica científica, a sensibilidade profissional e a amplitude filosófica para a prática cotidiana, seja no atendimento ao paciente, seja na execução de pesquisas que elevem os conhecimentos em sua área de atuação. A essas acrescentaríamos um outro, indispensável, que é o sentimento de compaixão pelo próximo. Compaixão não no sentido de sentir pena ou dó (ainda que às vezes isso também seja necessário), mas no sentido de se colocar no lugar do outro, a fim de entender suas dores, seus temores, suas angústias perante a doença.

O Código de Ética Médica

O Código de Ética Médica vigente no Brasil, logo em seu preâmbulo, alerta: "O presente Código de Ética Médica contém as normas que devem ser seguidas pelos médicos no exercício de sua profissão". Ou seja, esse documento abriga as normas precisas e específicas, de natureza moral, que são propostas para regulamentação da conduta no exercício profissional da Medicina, nas relações do médico consigo mesmo, com os doentes, com os colegas e com a sociedade.

O primeiro código de ética para médicos de que se tem notícia foi elaborado por Hipócrates de Cós (460-377 a.C.). Os mandamentos da vida profissional de um médico estão contidos no "Juramento de Hipócrates", conjunto de regras orientadas àqueles que se iniciam na profissão e que devem ser obedecidas sob todas as formas.

Depois do "Juramento", um novo código de ética irá surgir no século XIX, elaborado pelo já mencionado Thomas Percival. Esse código serve, até hoje, de base para os códigos elaborados em língua inglesa. Já em seu primeiro capítulo, Percival alerta os médicos para o dever de respeitar a confidencialidade das revelações feitas pelos pacientes, o tratamento igualitário aos doentes pobres e ricos, assim como para a compreensão dos sentimentos, ansiedades e angústias dos pacientes perante as doenças.

Esses aspectos normativos morais dos códigos de ética, no Brasil, são transpostos para os Códigos Penal e Civil, onde as falhas e crimes dos médicos recebem as sanções devidas e, por outro lado, onde se asseguram as garantias para os seus direitos previstos no exercício profissional. Em seus vários capítulos são detalhados os deveres dos médicos para com a sociedade, para com os doentes, para com os colegas, das consultas e juntas médicas, para com os casos de urgência, dos especialistas, do segredo profissional, da publicidade e anúncios médicos, das funções hospitalares e públicas, das incompatibilidades, dos horários, da responsabilidade, do aborto e da eutanásia, da ortotanásia e, finalmente, dos direitos dos médicos.

Do Paternalismo Hipocrático ao Princípio da Autonomia – a Teoria do Consenso Moral

A Medicina, como salientamos anteriormente, possui seus próprios códigos de ética ao menos há 2.500 anos. Ainda que as regras morais estabelecidas pelo Juramento de Hipócrates tenham sido desenvolvidas e modificadas no decorrer dos séculos, muito da ética estabelecida na prática médica atual é inspirado em seus preceitos,[6] os quais tinham como finalidade básica estabelecer alto padrão de profissionalismo entre seus praticantes na Grécia antiga, assim como o bem-estar dos pacientes.

Por outro lado, historiadores e sociólogos veem esse "profissionalismo" sob lentes diferentes. Eles nos ensinam que "os códigos de conduta médica que podemos, eventualmente, associar com profissionalismo inicialmente faziam parte de uma estratégia para convencer o público de que somente os médicos eram possuidores do conhecimento e da técnica para a prática de sua profissão".[7]

É importante lembrar, conforme diz Elio Sgreccia,[8] que o Juramento também representa a expressão própria da cultura grega da época, possuindo um caráter pré-jurídico, centrado na categoria médica, que, por esse tempo, era de algum modo considerada acima da lei. Afirma o autor: "A lei era para os que praticavam ofícios comuns entre os simples cidadãos; a profissão médica seria, como a do rei e do sacerdote, uma 'profissão forte', guiada por uma 'moral forte', exatamente aquela expressa em sentido religioso no Juramento".

A título de ilustração, a estrutura do Juramento de Hipócrates compreende:

a) uma invocação da divindade como introdução caracterizante;

b) uma parte central, que consta, por sua vez, de duas partes: uma relativa ao compromisso com o respeito para com o mestre, com a transmissão gratuita dos ensinamentos aos filhos do mestre e com o ensino em geral a quem subscreve o juramento; a outra parte é dedicada mais propriamente à terapia, que obriga o médico a rejeitar certas ações, como subministrar veneno até mesmo a quem o pedir, o 'aborto procurado', qualquer abuso sexual em relação à pessoa do doente ou de seus familiares e o respeito pelo segredo médico; e

c) uma conclusão que invoca sanções por parte da divindade no sentido positivo (bênçãos) para quem o observa e em sentido negativo (maldições) para quem o transgride.

Não se trataria, pois, segundo essa análise histórica, de um código atemporal, como se fosse uma expressão escrita de uma moral natural, como se julgou até o século XVIII, mas de um reflexo da filosofia e da cultura do tempo, que considerava a profissão médica num clima de transcendência, revestindo-a de caráter sagrado (sacerdócio fisiológico e carismático). O resultado dessa interpretação é que esse pensamento hipocrático teria de fato dado um fundamento filosófico-teológico ao que hoje se chama o "paternalismo médico".

Sgreccia prossegue: "Certamente o Juramento fundamenta a moralidade do ato médico no princípio, repassado aos séculos futuros, definido como 'princípio de benefício e de não malefício', ou seja, do bem do paciente. Uma vez que o médico age sempre para o bem do paciente, pois este é o seu *ethos*, então o que ele prescreve não tem necessidade de outras confirmações, nem sequer por parte do paciente".[8]

"Não se trataria, portanto, de uma simples moralidade de defesa da 'casta' dos médicos nem de uma espécie de moralidade natural, mas de uma moralidade fundada no princípio sagrado do bem do paciente, do qual o médico é o guarda inapelável, acima da lei e de qualquer suspeita. Não se pode, todavia, ignorar – justamente em relação à evolução do sucessivo pensamento ético-filosófico, o de Sócrates, de Platão e de Aristóteles –, na concepção hipocrática, o esforço de estabelecer critérios de moralidade não subjetivos, e por isso fundamentados na verdade objetiva; é a consciência do bem em si e do respeito da pessoa, para além e acima de seus próprios desejos subjetivos."

O Juramento de Hipócrates, acrescentaríamos nós, é a pedra fundamental de toda a moralidade contida na Deontologia Médica, com sua prescrição de deveres a serem obedecidos pelos médicos desde então. É um conjunto de normas, calcadas firmemente nos valores de sua época.

Nesse ponto, vale frisar o dito por Pierre Livet:[9] "As normas parecem se distinguir dos valores porque toda norma implica uma forma de obrigação. 'Deve-se lavar as mãos antes de preparar a refeição' realmente remete a um valor, a higiene. Mas ela põe esse valor em prática impondo a obrigação de agir de uma maneira que satisfaça esse valor. Os valores só podem implicar apreciações, ao passo que as normas implicam imperativos".

É preciso realçar aqui mais uma vez, concordando com Sgreccia,[8] que esses preceitos contêm um forte caráter paternalista, apoiado na premissa de que o médico é o detentor do conhecimento e age moralmente, e de fato, em benefício de seu paciente. Ou seja: o valor "de fazer o bem em benefício do paciente" está subscrito ao imperativo das normas do Juramento, que possuem acento paternal, pois esse "bem" deverá ser feito de qualquer modo, independentemente da vontade do paciente.

Esse ponto pode até ser analisado por um viés linguístico. Segundo Livet,[9] "os juízos de valor utilizam predicados (qualificações) apreciativos ou depreciativos ('belo', 'feio', 'bom', 'mau' etc.)". Os enunciados de normas utilizam expressões deontológicas ('permitido', proibido', 'obrigatório' etc.). Essas expressões deontológicas não se encontram nos juízos de valor propriamente ditos – ao passo que podemos encontrar qualificativos apreciativos ou depreciativos nas normas ('é preciso lavar bem as mãos'). De outro lado, estes predicados podem ser divididos em estreitos e amplos. "Um exemplo de predicado estreito é 'bom' ou 'justo'. Predicados estreitos se aplicam por si, sem que tenhamos necessidade de especificar ou descrever o contexto em que eles são colocados."

É o que se dá no Juramento de Hipócrates: ao dizer que o objetivo do médico é o "bem" do paciente acima de tudo, o autor prescinde da necessidade de explicar o contexto em que essa ação se desenvolverá. Em outras palavras: se nosso objetivo enquanto médicos é "o bem do paciente", não necessitamos contextualizar a vontade ou o desejo de quem receberá esse benefício; o nosso desejo de fazer o bem fala por si mesmo (e se autojustifica), além de quaisquer outras justificativas. Essa é, claramente, uma postura paternalista, que invoca os conhecimentos adquiridos pelo médico que só irá utilizá-los em benefício do paciente, pressupondo-se que o médico, por ser detentor do conhecimento, sabe o que é melhor para o paciente, independentemente da vontade desse último. Uma situação análoga, à parte a *grotesquerie*, seria o pai que ministra óleo de rícino ao filho, independentemente da vontade deste, porque isso "fará bem à sua saúde". Essa justificativa – o "bem à sua saúde" – é bastante e suficiente para que o óleo purgativo seja ministrado à criança.

No entanto, o mesmo Sgreccia[8] acrescenta: "O que todos reconhecem é que o pensamento hipocrático permaneceu como 'canônico' por toda a cultura clássica e por toda a Idade Média. Atestam essa influência quase universal do Juramento de Hipócrates algumas formas análogas difundidas em várias culturas, como o 'Juramento de Aseph Bem Berachyahu na Síria do século VI; a "Oração quotidiana do médico' de Mosè Maimonide (1135-1204) no Egito; os 'Deveres do Médico' de Mohamed Hasin (1770) na Pérsia". Vale dizer que, por analogia também, podemos afirmar que o viés paternalista do Juramento permaneceu 'canônico" por todo esse tempo, influenciando inclusive outras culturas e povos.

O aparecimento do princípio de autonomia, com a afirmação do pensamento moderno, o liberalismo ético de Hume, Smith, Short Mell, Gregory e, em seguida, a formulação dos direitos do homem e dos direitos do cidadão, representa certamente um "antipaternalismo médico; todavia, esses novos princípios não poderão anular totalmente o princípio do benefício como momento de validade e de garantia, tanto para a autonomia do paciente como para a do médico", afirma Sgreccia.[8]

Para Hume,[10] os princípios da moral não teriam fundamento na razão, mas no sentimento. Para o filósofo escocês, não existe uma faculdade especial como uma razão moral, nem tampouco um bem supremo ao qual deva se conformar o comportamento humano. A moralidade seria apenas um conjunto de qualidades aprovadas pela generalidade das pessoas. Essas qualidades seriam aprovadas conforme sua utilidade, ou o prazer que proporcionam. Diz o filósofo: "Onde estaria o fundamento da moral, se cada caráter particular não tivesse determinado poder de produzir sentimentos particulares e se estes sentimentos não influenciassem nossas ações de maneira constante?".

(É de lembrar que esse tipo de argumento vai contra a visão kantiana de moral, que prega a separação dos deveres dos atos regidos por sentimentos e interesses pessoais. A teoria kantiana é uma das três clássicas teorias morais, colocada entre a "ética da virtude" e o "consequencialismo". Em rápidas palavras, como dissemos anteriormente, para Kant, é só no domínio da moral que a razão poderá, legitimamente, manifestar-se em toda sua pujança. A razão teórica tinha necessidade da experiência para não se perder no vácuo da metafísica. A razão prática, isto é, ética, deve, ao contrário, ultrapassar, *para ser ela própria, tudo que seja sensível ou empírico.*

Diz o filósofo alemão: "Toda ação que toma seus móveis da sensibilidade, dos desejos empíricos, é estranha à moral, mesmo que essa ação seja materialmente boa. Por exemplo: se me empenho por alguém por cálculo interessado ou mesmo por afeição, minha conduta não é moral. Com efeito, amanhã, meus cálculos e meus sentimentos espontâneos poderiam levar-me a atos contrários. A vontade que tem por fim o prazer, a felicidade, fica submetida às flutuações de minha natureza".

Nesse ponto, Kant se opõe não só ao naturalismo dos filósofos iluministas, mas, também, à ontologia otimista de São Tomás de Aquino, para quem a felicidade é o fim legítimo de todas as nossas ações. Em Kant, há o que Hegel mais tarde denominará uma visão oral do mundo que afasta a ética dos equívocos da natureza. O imperativo moral não é um imperativo hipotético que submeteria o bem ao desejo *(cumpre teu dever se nele satisfazes teu interesse, ou então, se teus sentimentos espontâneos a ele te conduzem)*, mas o imperativo categórico: *Cumpre teu dever incondicionalmente.*[11])

Hume, por sua vez, foi um empirista, e seus pensamentos são carregados de fortes tintas altruístas e utilitaristas. Mais: ao afirmar que os princípios da moral são fundados no sentimento, expõe o caráter individualista de sua ética e de seu pensamento liberal – que, por lógica, acabaria desaguando na visão autonomista das relações de comportamento entre homens. É bem verdade que esse caráter individualista também fala a favor da autonomia do próprio médico, gostaríamos de lembrar.[10]

Ademais, Kant e Hume à parte, "nem a ideia de justiça, difundida no pensamento social contemporâneo, poderá abolir o princípio do benefício, que consideramos fundamentado não na presente a-histórica transcendência da profissão médica, mas na ideia de bem e de verdade, que consideramos fundante para a consistência mesma dos outros princípios de autonomia e de justiça", pondera Sgreccia.[8]

Por fim, gostaríamos nós mesmos de reforçar a ideia de que, em nossa ótica, à parte a perspectiva paternalista e profissionalizante dos códigos de ética citada acima – ou seja, de fortalecimento de uma categoria profissional –, esses códigos de ética médica e por extensão a própria Deontologia Médica, em diferentes grupos sociais e épocas, têm sofrido alterações de conteúdo moral no decorrer do tempo, notadamente no século XX, adaptando-se de acordo com as transformações políticas e tecnológicas da sociedade como um todo. Essas adaptações no correr do tempo só se dão quando existe um consenso moral dentro da própria sociedade – de acordo com o jogo de forças políticas envolvidas em determinado conflito. Tomemos como exemplo a questão do aborto e sua legalização no Brasil atual. Embora abortar seja um crime previsto no Código Penal vigente (e por extensão também seja uma infração ao Código de Ética Médica brasileiro), existem grupos dentro de nossa sociedade que lutam por sua legalização. Porém, não existe no interior de nosso corpo social um consenso a respeito do tema. E, até o momento, os grupos que são contrários ao aborto legal são mais numerosos que aqueles que são a favor. Ou seja: não existe um consenso moral em nossa sociedade a respeito da questão, e por esse motivo o abortamento segue proibido pela lei e censurado pelo Código de Ética Médica. Somente após a obtenção desse consenso que é preponderantemente moral e político é que, porventura, o abortamento poderá ser legalizado no país.

De qualquer modo, todos esses códigos de ética, brasileiros ou não, obedecem a alguns princípios basilares, como dissemos anteriormente, que se repetem continuamente, notadamente o princípio hipocrático que visa ao bem-estar dos pacientes.

Relação Histórica entre Deontologia e Direito

Comentando as relações entre as normas deontológicas e o Direito, Sgreccia[8] afirma que a Deontologia Médica é uma disciplina cujo objeto é o estudo das normas de comportamento profissional específicas das profissões sanitárias. Essa disciplina inclui três ordens de normas:

a. As normas morais, objeto da ética médica tradicional;

b. As normas deontológicas propriamente ditas, reunidas em códigos e em toda a tradição oral e escrita da profissão médica;

c. As normas jurídicas de cada um dos países.

A finalidade da deontologia médica é o aprofundamento essencial e a atualização das normas e regras de conduta da profissão médica.

Os instrumentos de estudo das duas áreas são distintos:

O estudo das normas morais e de sua releitura atualizada desenvolve-se em estreita relação com as conclusões que provêm da ética normativa;

A atualização das normas deontológicas propriamente ditas supõe uma constante comparação com os códigos deontológicos nacionais e internacionais;

As normas jurídicas de caráter deontológico são estudadas sob o perfil do direito vigente e *condendo* de cada país, também com a finalidade de procurar uma correspondência com os valores deontológicos.

A Atualização das Normas Deontológicas – O Conceito de Paradigma e Crise

Para Thomas Kuhn,[12] o conceito de paradigma é o de um "modelo ou padrão aceito". Em ciência, a existência de um paradigma (que pode ser um modelo teórico ou uma lei científica) serve para explicar determinados fenômenos que ocorrem na Natureza. Transpondo para os parâmetros da ética descritiva ou da metaética, a existência de uma norma serve para regular as relações entre os indivíduos em determinado grupo social; a norma é um modelo e um padrão de comportamento a ser seguido, portanto, um paradigma para as ações individuais. Quando, na ciência, por um motivo qualquer, esse paradigma não consegue mais explicar questões relacionadas ao fenômeno objeto de estudo, os cientistas buscarão um outro modelo teórico que explique aquele fenômeno. Por outro lado, quando a norma de conduta não é mais suficiente para resolver *per si* determinado conflito ou problema moral, ela entra em crise, propiciando o aparecimento de um novo paradigma ou uma nova norma para explicar o mesmo fenômeno ou resolver o mesmo conflito.

Vejamos a exemplificação de Kuhn[12] sobre a ocorrência de crises, na qual ele se vale dos questionamentos que atingiram a teoria "flogística" dos gases, um dos paradigmas da Química até o terço final do século XVIII:

> *Após os trabalhos de Black, a investigação sobre os gases prosseguiu de forma rápida, especialmente através de Cavendish, Priestley e Scheele, que juntos desenvolveram diversas novas técnicas capazes de distinguir diferentes amostras de gases. Todos eles, de Black a Scheele, acreditavam na teoria flogística e empregavam-na muitas vezes no planejamento e na interpretação de suas experiências. Scheele na verdade produziu o oxigênio, pela primeira vez, através de uma cadeia complexa de experiências destinadas a desflogistizar o calor. Contudo, o resultado de suas experiências foi uma variedade de amostras e propriedades de gases tão complexas que a teoria do flogisto revelou-se cada vez menos capaz de ser utilizada em experiências de laboratório. Quando, a partir de 1770, Lavoisier iniciou suas experiências com o ar, havia tantas versões da teoria do flogisto como químicos pneumáticos. Essa proliferação de versões de uma teoria é um sintoma muito usual de crise. Em seu prefácio, Copérnico queixou-se disso.[12]*

Resta dizer que o conceito de paradigma de Kuhn sofreu críticas por ser um tanto vago e impreciso conceitualmente,[13] fazendo com que o autor estabelecesse "a ideia de 'matriz disciplinar' redefinindo os elementos paradigmáticos",[12] que em seu sentido *lato* se refere a paradigma como "conjunto de elementos consensuais de determinado grupo de cientistas".[14]

Kuhn também passa a se valer do conceito de "exemplares" que ele criou para explicitar em sentido estrito "a concreta solução de um problema que foi adotada de forma compartilhada pelos membros da comunidade científica". O próprio Kuhn, algum tempo depois, fez um resumo de suas ideias sobre o que considerava revoluções científicas. Em suas palavras:

> *Faz agora quase vinte anos desde que introduzi a distinção entre o que considerei serem dois tipos de desenvolvimento científico, o normal e o revolucionário. A maioria das pesquisas científicas bem-sucedidas resulta numa mudança do primeiro tipo, e sua natureza é bem capturada por uma imagem habitual: a ciência normal é aquilo que produz os tijolos que a pesquisa científica está sempre adicionando ao crescente acervo de conhecimento científico. Esta concepção cumulativa do desenvolvimento científico é familiar, e guiou a elaboração de uma considerável literatura metodológica. Tanto ela quanto seus subprodutos metodológicos aplicam-se a uma grande quantidade de trabalhos científicos significativos. Mas o desenvolvimento científico também compreende um modo não cumulativo, e os episódios que o exibem fornecem pistas únicas sobre um aspecto central do conhecimento científico. [...] A esmagadora maioria dos avanços científicos é desse tipo cumulativo normal. As mudanças revolucionárias são diferentes e bem mais problemáticas. Elas envolvem descobertas que não podem ser acomodadas nos limites dos conceitos que estavam em uso antes delas terem sido feitas. A fim de fazer ou assimilar uma tal descoberta, deve-se alterar o modo como se pensa, e se descreve, algum conjunto de fenômenos naturais.*[12]

Em outras palavras, essas mudanças e esse novo modo de pensar e descrever são a essência básica do novo paradigma, que só obterá esse *status* (de realmente novo e importante) quando obtiver um consenso da comunidade científica envolvida naquelas questões.

Para efeito prático, portanto, utilizaremos no presente trabalho esse conceito básico de paradigma, como forma de denominar cada item, princípio ou artigo dos diversos códigos de ética médica, pressupondo-se que cada um deles foi inovador e obtido por meio de um consenso moral (conforme expusemos anteriormente) dentro da comunidade médica. Doravante denominá-los-emos "paradigmas éticos".

Por exemplo: consideraremos como um paradigma ético o artigo I do Código de Ética da Associação Médica Americana (na sua versão de 2001): "Um médico deve se dedicar a prover cuidados médicos competentes, com compaixão e respeito à dignidade e aos direitos humanos".[15]

Breve História dos Juramentos, Códigos de Ética e Declarações

Voltando um pouco na História para atingirmos as fundações deontológicas da ética médica, vemos que, no decorrer dos tempos, desde a Idade Média e o feudalismo, muitas organizações e a maioria das associações profissionais adotaram códigos de ética, ou, melhor colocando, códigos de conduta profissional.[7]

Esses documentos serviam (e servem) para facilitar a "autorregulação" profissional, como também auxiliam seus membros a questionar seus valores pessoais e o seu papel como participantes de uma determinada classe profissional.[16]

Abrindo parênteses, é preciso atentar para esse ponto, posto que, para alguns, esses documentos não são capazes de suscitar reflexões de natureza ética, o que nos parece totalmente fora de propósito. Acreditar que um indivíduo obedecerá cegamente a uma regra com a qual não concorda, sem questioná-la (ao menos interiormente), é duvidar da capacidade de discernimento das pessoas. Sem contar que a discordância (e a dúvida), em si, já se trata de uma reflexão ética.

No período feudal, as pessoas não possuíam a liberdade de se associar como desejassem. Gradualmente, de 1100 a 1500, as associações profissionais se tornaram o "princípio organizativo" dos artesãos em muitas cidades europeias. Essas agremiações controlavam a capacidade de seus participantes, e, com isso, o público consumidor podia contar com a boa qualidade do produto final que lhe era oferecido.

As agremiações também asseguravam essa qualidade do produto final lançando regras de como o trabalho deveria ser realizado e insistindo em detalhada formação profissional de seus membros.

Elas ainda controlavam as oportunidades de trabalho ao limitar o número de aprendizes em determinada área de atuação. Controlar o tamanho da força de trabalho significava manter os participantes das agremiações sempre ocupados e também manter o preço do produto final em valores considerados adequados.

Advogados e médicos começaram a formar suas agremiações no final da Idade Média e no início da Renascença. No entanto, nos últimos 2.500 anos, o principal código de conduta da classe médica foi sem dúvida o "Juramento de Hipócrates". Sua moral e mensagem ética tem exibido notável resiliência através dos séculos e em variadas culturas.[17] Há mesmo quem afirme que o famoso juramento foi criado, à maneira dos códigos de conduta das agremiações medievais, especificamente para assegurar à população grega a qualidade dos serviços médicos prestados pela classe, diferenciando seus membros dos chamados "curandeiros".7

A influência hipocrática foi tão grande (em parte pelas próprias qualidades e eloquência do médico grego como escritor, em parte pelo elevado tom de moralidade que o juramento contém) que se faz sentir em todos os códigos de condutas criados posteriormente. Como exemplo, pode-se afirmar sem temor de erro que a Declaração de Genebra de 1948 (revisada em 1968 e 1983) é uma espécie de versão atualizada do juramento hipocrático.[6]

Starr[18] define as profissões e o papel dos códigos de ética da seguinte maneira: "Uma profissão, sugerem os sociólogos, é uma ocupação que regula a si mesma por meio de treinamento sistemático e disciplina colegial; que tem sua base em conhecimento técnico especializado e que tem a seu serviço a orientação proposta pelos códigos de ética".

Notam-se, nessa definição, duas funções da profissão: a primeira é coletiva (autopreservação) e a segunda opera em nível individual: requer um comportamento que aumenta o bem-estar da sociedade, por meio do treinamento sistemático e do conhecimento técnico especializado. Por fim, o código de conduta eleva o serviço prestado aos mais altos princípios éticos. No entanto, é importante notar que os códigos de ética servem tanto aos interesses coletivos como aos individuais.

Em língua inglesa, o primeiro código de ética, que serviu de base inclusive para o código da Associação Médica Americana, foi aquele elaborado por Thomas Percival,[19] em Manchester, na Inglaterra, coletado em suas obras completas de 1807 (apesar de escrito até o ano de 1803). Dividido em capítulos (quatro no total, acompanhados de notas, descrições de casos e ilustrações), o Código de Percival mais parece um manual de aconselhamento aos jovens médicos que um código estrito de normas de conduta – e parece que esse era mesmo seu objetivo inicial. É inegável, entretanto, a forte influência hipocrática em seu conteúdo, assim como seu caráter marcadamente paternalista, como era de se esperar. Por exemplo, no capítulo II, à página 48, que trata da conduta do médico na clínica geral, pública ou privada, o autor aconselha seus pacientes a não passarem aos pacientes "prognósticos ruins" e que esse tipo de comunicação deva ser feita "a familiares ou amigos do paciente", com a finalidade de proteger o paciente, que poderia ter seu estado emocional abalado, prejudicando a adesão ao tratamento adequado para o seu caso. De todo modo, apesar do paternalismo que o sustenta, vale dizer, é um livro belíssimo, repleto de paixão pela profissão médica e de compaixão pelo paciente.

A primeira versão do Código de Ética da Associação Médica Americana[15] data de 1847, inspirado também na obra de Percival. Essa versão do código, por exemplo, instava os médicos a resolver suas disputas em ambiente privado e demonstrar união quando em público. Em outras situações, sugeria aos profissionais que buscassem a ajuda de colegas mais bem preparados quando diante de casos complexos, que não estivessem aptos a resolver. Essa postura, também presente nos escritos hipocráticos, é um tema recorrente em outros códigos. O conselho tornou-se senso comum, tendo em vista o interesse do público, mas também parece encorajar os médicos a respeitar as subdivisões da profissão em especialidades. Esse código também apresenta um caráter eminentemente paternalista, porém, além de encorajar a solidariedade profissional, é firme em condenar os conflitos de interesse na profissão médica.

Os códigos foram se alterando através dos tempos, conforme postulamos anteriormente. A versão 2001 do código da Associação Médica Americana[15] contém cláusulas que revelam a necessidade de pensar além do interesse próprio e refletir sobre as mudanças da sociedade como um todo. Chama a atenção a orientação dada nesses códigos para que os médicos denunciem aqueles que não executem suas funções adequadamente. No entanto, também reconhece, de forma que alguns poderiam chamar de corporativista, que os médicos estão mais bem qualificados para julgar aqueles profissionais que incorrem em conduta inadequada ou erro.[7] É de notar que essa versão do Código não faz referência, ainda, ao respeito pela autonomia do paciente.

A Declaração de Genebra (1948, revisada em 1968 e 1983), segundo Gillon,[6] é uma versão atualizada do Juramento de Hipócrates. Ela conclama o médico a consagrar sua vida a serviço da Humanidade, a fazer da "saúde de seu paciente" sua primeira preocupação, a respeitar os segredos do paciente (mesmo depois da morte deste), a não permitir que considerações acerca de nacionalidade, credo, raça, partidos políticos ou posição social interfiram nos deveres para com o paciente; solicita ainda que o médico mantenha o máximo respeito pela vida humana desde seu início (até 1983, essa cláusula apresentava a expressão "máximo respeito pela vida humana desde a concepção") e que o médico não utilize seus conhecimentos de forma "contrária às leis da Humanidade".[6]

Apesar de ser efetivamente uma atualização da visão hipocrática da Medicina, é preciso lembrar que essa Declaração, entretanto, acresce alguns itens que também refletem a evolução social de nosso mundo. Quando se refere à "saúde do paciente", com a eliminação da palavra "vida" (existente nas versões mais antigas), a Declaração abre as portas para que questões como a terminalidade ou a abreviação da vida de um paciente sejam encaradas de maneira diferente. Em outras palavras, por essa fresta pode-se realizar reflexões a respeito da eutanásia, distanásia ou ortotanásia e toda uma série de questionamentos que, de maneira direta ou indireta, dizem respeito à autonomia do paciente.

Por outro lado, quando a Declaração se refere à vida humana desde seu início, ela se torna vaga (a nosso ver propositadamente), e não especifica propositadamente quando é esse "início", embora sugira algo similar com a expressão desde a concepção, liberando – a nosso entendimento – as discussões a respeito do abortamento provocado. E nesse ponto ela diverge frontalmente do Juramento de Hipócrates (contrário ao abortamento provocado).

Ainda assim, não há aqui nenhuma referência explícita à autonomia dos pacientes, sendo mantido, *grosso modo*, o caráter paternalista da ação médica.

O Código Internacional de Ética Médica da Associação Médica Mundial, adotado em Londres em 1949 e revisado em 1968 e 1983, requer, entre outras coisas, aderência à Declaração de Genebra, o mais alto grau de qualificação profissional, decisões clínicas não influenciadas por motivos fúteis, honestidade com pacientes e colegas e a denúncia de profissionais incompetentes e imorais. O Código estabelece que "o médico deve a seu paciente lealdade completa e os mais elevados recursos da ciência" e que o profissional deve "preservar absoluta confidencialidade de tudo que ele souber a respeito do seu paciente (mesmo depois da morte deste)".[6]

A Declaração de Helsinque (1964, revisada em 1975 e 1983) governa as pesquisas biomédicas em seres humanos, e entre muitos outros princípios estipula que "os interesses do sujeito da pesquisa devem sempre prevalecer sobre os interesses da ciência e da sociedade". Também requer que em qualquer pesquisa biomédica com seres humanos o médico obtenha do paciente consentimento livre e esclarecido.

Com relação aos direitos dos pacientes, as primeiras mudanças em relação à sua autonomia começam a surgir em 1981, ano da Declaração de Lisboa. Passa a ser explicitado que o paciente tem o direito de escolher livremente seu médico; de ser tratado por um médico cujos julgamentos éticos e clínicos sejam livres de interferências externas; de aceitar ou recusar o tratamento proposto após receber informação adequada; de ter o segredo de suas confidências respeitado; de morrer com dignidade; e de receber ou declinar de conforto moral e espiritual, incluindo o auxílio de um ministro da religião apropriada.

Veem-se nessa declaração os primeiros passos sendo dados para que seja instaurado o respeito à autonomia completa do paciente, livrando os médicos de alguns resquícios do paternalismo hipocrático dos códigos anteriores.

Na estrutura de códigos das sociedades americana e europeia, a referência explícita de respeito à autonomia do paciente irá surgir inicialmente no "Charter of Professionalism", projeto comum da ABIM Foundation, ACP-ASIM Foundation e da European Federation of Internal Medicine, em 2002. O texto diz em linhas gerais (ver a transcrição literal no Apêndice) que os médicos devem respeitar a autonomia do paciente, devem ser honestos com eles e encorajá-los a tomar decisões informadas a respeito de seu tratamento, por estarem essas decisões de acordo com uma prática ética da Medicina, mas também com a finalidade de evitar demandas relativas a cuidados inadequados.

Os Códigos de Ética Médica no Brasil – Breve Histórico

Os diversos códigos de ética médica que estiveram em vigor no Brasil encontram-se transcritos no Apêndice desta obra.

Em breve sinopse consultada no *site* do Conselho Regional de Medicina do Estado de Santa Catarina[20] (Conselho Regional de Medicina do Estado de Santa Catarina http://www.portalmedico.org.br/Regional/crmsc/manual/parte1f.htm acessado em 09/05/2009), vemos que "a evolução dos Códigos de Ética para os médicos no Brasil remonta a 1867, quando a *Gazeta Médica da Bahia*, ano 2, no. 32-34, publicou o *Código de Ethica* Médica Adoptado pela *Associação Médica Americana*.

Em 1929, surge o *Código de Moral Médica* aprovado pelo VI Congresso Médico Latino-Americano, cuja tradução foi publicada no Boletim do Syndicato Medico Brasileiro, Nº. 8, em agosto de 1929.

Em 1931 foi aprovado pelo I Congresso Medico Sindicalista, o *Código de Deontologia Médica*, publicado no Boletim do Syndicato Medico Brasileiro, Nº. 8, de agosto de 1931.

Em 24 de outubro de 1945, o IV Congresso Sindicalista Médico Brasileiro aprovou o *Código de Deontologia Médica*, oficializado como Anexo pelo Decreto-Lei Nº. 7.955 de 13 de setembro de 1945, que foi revogado pela Lei Nº. 3.268 de 30 de setembro de 1957.

O artigo 30 da supracitada Lei Nº. 3.268 determinou a adoção do *Código de Ética da Associação Médica Brasileira*, aprovado na IV Reunião do Conselho Deliberativo da entidade, ocorrida no Rio de Janeiro em 30 de janeiro de 1953, até que o Conselho Federal de Medicina elaborasse o seu próprio, contrariamente ao que havia determinado o Decreto-Lei Nº. 7.055, que preconizava a adoção do Código de Ética elaborado pelo IV Congresso Sindicalista.

Essa situação perdurou até 24 de setembro de 1964, quando então foi aprovado o primeiro *Código de Ética do Conselho Federal de Medicina*, o qual foi publicado no D.O.U. de 11.01.1965.

Essa primeira versão do Código de Ética do Conselho Federal perdurou até que a Resolução CFM Nº.1.154/84 de 13.04.1984, publicada no D.O.U. de 25.05.1984, trouxesse à luz o novo *Código Brasileiro de Deontologia Médica*, que vigiu até 1988.

Nesse ano, a Resolução CFM Nº. 1.246/88, de 08.01.1988, publicada no D.O.U. de 26.01.88, editou o atual *Código de Ética Médica*, revogando as versões anteriores de 1965 e 1984.

Em todos os códigos citados anteriormente, uma leitura atenta demonstra o caráter paternalista vigente. Há pouquíssimas referências a situações que privilegiem a autonomia dos pacientes. Essa situação irá mudar, em parte, com o código atual vigente no Brasil, onde vemos que a referência de respeito ao princípio de autonomia se dá de maneira indireta e não explícita ao termo, mas já manifestando a influência da reflexão bioética, notadamente aquela de tom principialista.

Em seu capítulo IV, por exemplo, que trata dos Direitos Humanos, artigo 48, lê-se no atual código brasileiro que "É vedado ao médico... exercer sua autoridade de maneira a limitar o direito do paciente de decidir livremente sobre a sua pessoa ou seu bem-estar".

No capítulo V, que trata da relação com pacientes e familiares, no artigo 56, "É vedado ao médico... Desrespeitar o direito do paciente decidir livremente sobre a execução de práticas diagnósticas ou terapêuticas, salvo em caso de iminente perigo de vida".

No artigo 59, "É vedado ao médico... Deixar de informar ao paciente o diagnóstico, o prognóstico, os riscos e objetivos do tratamento, salvo quando a comunicação direta ao mesmo possa provocar-lhe dano, devendo nesse caso a comunicação ser feita a seu responsável legal".

Ou seja: em outras palavras, o respeito ao princípio de autonomia é colocado em questão de forma indireta, com indicações e regras contra ações que desrespeitem esse princípio de alguma forma.

Para facilitar as pesquisas de futuros leitores, o Apêndice deste livro, como dissemos anteriormente, traz uma reprodução dos códigos de ética médica que já vigoraram no Brasil.

Referências Bibliográficas

1. Fávero F. Medicina Legal. Vol. 3. São Paulo: Livraria Martins Editora, 1974, p.5.
2. Vasconcelos G. Lições de Medicina Legal. 1ª ed. Rio de Janeiro: Companhia Editora Forense, 1970: p.379-81.
3. Jonsen AR. A Short History of Medical Ethics. New York: Oxford University Press, 2000, p.X.

4. Puls M. Kant investiga a ética. Folha de São Paulo, 26 de junho de 2015, p. C6.

5. França GV. Direito Médico. 6ª ed. São Paulo: Fundação BYK, 1994, p.33-35.

6. Gillon R. Medical Oaths, declarations, and codes. BMJ 1985; 290:1194-5.

7. Sox HC. The Ethical Foundations of Professionalism – A sociologic history. CHEST 2007; 131:1532-1540.

8. Sgreccia E. Manual de Bioética – I Fundamentos e Ética Biomédica. São Paulo: Edições Loyola, 1996.

9. Livet P. As Normas. Petrópolis: Ed. Vozes, 2006, p.13.

10. Hume D. In Os Pensadores. São Paulo: Ed. Nova Cultural, 2004, p.11.

11. Heubel F, Biller Adorno N. The contribution of Kantian moral theory to contemporary medical ethics: A critical analysis. Medicine, Health Care and Philosophy 2005; 8:5-18.

12. Kuhn TS. A estrutura das revoluções científicas. 8ª ed. São Paulo: Perspectiva, 2003, p. 43.

13. Hoyningen-Huene P. Reconstructing scientific revolutions: Thomas S. Kuhn's philosophy of science. Chicago: The University of Chicago Press, 2000, p.142.

14. Oliveira AAS, Villapouca KC, Barroso W. Perspectivas epistemológicas da bioética brasileira a partir da teoria de Thomas Kuhn. In Garrafa V., Cordón J. Bioética no Brasil de hoje. São Paulo: Gaia, 2006, p. 21-22.

15. American Medical Association. Original code of medical ethics, 1847. Disponível em: http://www.ama-assn.org/ama/upload/mm/369/1847code.pdf. Acessado em fevereiro de 2007.

16. Pettifor JL. Professional ethics across national boundaries. European Psychologist 2004; 9(4):264-72.

17. Davey LM. The oath of Hippocrates: An historical review. Neurosurgery 2001; 49(3): 554-66.

18. Starr P. The social transformation of American medicine. New York, NY: Basic Books, 1982.

19. Percival T. Works. 8 vols. Manchester: S. Russel Ed, 1807.

20. Conselho Regional de Medicina do Estado de Santa Catarina. http://www.portalmedico.org.br/Regional/crmsc/manual/parte1f.htm. Acessado em 09/05/2009.

Exercício Legal e Ilegal da Medicina 3

Para que se possa caracterizar o exercício legal da Medicina, algumas formalidades devem ser obedecidas, segundo as leis e as normas vigentes em nosso país – normas essas que estão a cargo do Ministério da Educação, do Congresso Federal, e que se estendem por decretos do Poder Executivo e regulamentações federais e estaduais – bem como aquelas emanadas pelo Conselho Federal de Medicina e suas respectivas regionais.

O primeiro passo para o exercício legal da profissão, portanto, é que o médico tenha cursado escola reconhecida pelo Ministério da Educação, a qual lhe outorgará um diploma ou grau – obtendo assim sua habilitação profissional. O segundo passo será registrar esse diploma junto ao mesmo Ministério, seguindo-se o registro junto ao Conselho Federal de Medicina por intermédio de suas regionais. Desse modo, o diploma será capaz de assegurar o exercício lícito da profissão, além de certos direitos profissionais inerentes e deveres e obrigações legais imanentes – obtendo assim, o médico, sua habilitação legal para o exercício da profissão.[1] O Quadro 3.1 apresenta um resumo sobre os pressupostos do exercício lícito da Medicina.

64 | Guia de Bolso de Ética, Bioética e Deontologia Médica

Quadro 3.1 Pressupostos do exercício lícito da Medicina.

Exercício lícito da Medicina
- Exercício lícito – Pressupostos
  - Habilitação profissional e legal
  - Curso regular e completo em faculdade médica reconhecida pelo MEC
  - Registro do diploma no MEC
  - Inscrição no CRM
  - Título idôneo (estrangeiros e professores)
  - Revalidação

Como lembra Genival Veloso de França,[2] a habilitação profissional "é adquirida pelo adestramento através dos currículos das escolas médicas autorizadas, ou reconhecidas", e a habilitação legal, "pela posse de um título idôneo e pelo registro desse título nas repartições competentes. São títulos idôneos os fornecidos por faculdades autorizadas e reconhecidas. Os médicos formados por Escolas ou Universidades estrangeiras terão seus títulos revalidados perante as Faculdades brasileiras, independentemente de nacionalização e prestação de serviço militar".

A legislação que regula o exercício legal da Medicina possui várias leis e decretos. A começar da Constituição Federal, que estabelece o livre exercício de qualquer trabalho, desde que "atendidas as qualificações que a lei estabelecer". Já o Decreto nº 16.300 de 1923, ordenava: Art. 232 – Só é permitido o exercício da Medicina, em qualquer de seus ramos e por qualquer de suas formas: I – Aos que se mostrarem habilitados por títulos conferidos pelas escolas médicas oficiais ou equiparadas, na forma da lei; II – Aos que, sendo graduados por escolas ou universidades estrangeiras, se habilitarem perante as faculdades brasileiras, na forma dos seus respectivos regulamentos; III – Aos que, sendo professores de universidades ou escolas estrangeiras, o requererem ao Departamento Nacional de Saúde Pública". A Lei nº 3.268 de 1957 também estabelece que: "Art.17 – Os médicos só poderão exercer legalmente a medicina, em qualquer de seus ramos ou especialidade, após o prévio registro de seus diplomas, certificados ou cartas no Ministério da Educação e Cultura, e o de sua inscrição no Conselho Regional de Medicina sob cuja jurisdição se achar o local de sua atividade. Art. 18 – Aos profissionais registrados de acordo com esta lei será entregue uma carteira profissional que os habilitará ao exercício da medicina em todo o país. (…) Art. 20 – Todo aquele que mediante anúncios, placas, cartões ou outros meios quaisquer se propuser ao exercício da Medicina, em qualquer dos ramos ou especialidades, fica sujeito às penalidades aplicáveis ao exercício ilegal da profissão, se não estiver devidamente registrado". O Quadro 3.2 apresenta um resumo do que não constitui exercício ilegal da Medicina.

Assim, o exercício ilegal da Medicina será a prática tanto por pessoas inabilitadas e sem o respectivo curso universitário, bem como por aqueles que, mesmo tendo posse do diploma ou grau de médico, não cumpriram todas as providências administrativas, legais e regulamentares.

Como afirma Genival Veloso de França,[2] "os não formados em medicina não podem nem devem exercer a profissão. (…) O que se procura impedir, pela sanção penal, no exercício ilegal da medicina é que a saúde pública venha a ser ameaçada por pessoas não qualificadas e incompetentes. Para configurar o crime, basta o perigo, não exigindo a lei que venham a consumar-se quaisquer lesões ou malefícios, sendo necessária unicamente a possibilidade de dano". É preciso deixar claro que não comete exercício ilegal da profissão o

---

Quadro 3.2 Resumo do que não constitui exercício ilegal da medicina

Exercícios lícito e ilícito da Medicina

Não constitui exercício ilegal

- Atendentes, auxiliares de serviços, agentes comunitários – sob orientação e supervisão
  - Atividades primárias em populações carentes
    - » Notificação de casos suspeitos
    - » Imunização
    - » Coleta de dados
    - » Programas de educação para saúde
    - » Ações ambientais e de saneamento básico

estudante de medicina que atua em hospital-escola, sob supervisão. Tampouco aquele acadêmico que, "diante de um caso urgente e grave, assistir o paciente, impondo uma conduta ou uma terapêutica exigida" por aquela situação.[2] O Quadro 3.3 apresenta um resumo sobre questões importantes acerca dos exercícios lícito e ilícito da Medicina.

O exercício ilícito da profissão médica abriga certas formas peculiares. A mais comum e frequente em nosso meio é o chamado curandeirismo – o qual se caracteriza como sendo a prática da arte médica por pessoa sem diploma e, obviamente, sem autorização legal. Essa forma de prática, muito disseminada entre nós, abriga várias maneiras de proceder, das quais as mais conhecidas são os "passes" e as "cirurgias espirituais" realizadas por "médiuns" e outros indivíduos que se dizem capazes de executar curas milagrosas. É uma prática perigosa, que é vista com certa tolerância por determinados segmentos da sociedade, mas que muitas vezes coloca em risco a saúde de pacientes portadores de doenças graves, os quais abdicam do tratamento adequado para optar por esse tipo de procedimento. A Tabela 3.1 apresenta informações acerca da legislação penal e o exercício da Medicina.

O curandeirismo é considerado também um crime de perigo abstrato, ou seja, é caracterizado por uma situação de risco, "independentemente de

---

Quadro 3.3   Questões importantes acerca dos exercícios lícito e ilícito da medicina

Exercícios lícito e ilícito da Medicina

Não constitui exercício ilegal

- Não formados em Medicina não podem e não devem exercer a profissão
- Bem protegido
  - Saúde pública
  - Lei das contravenções penais (art. 47)
  - "Exercício profissional sem preencher as condições a que por lei está subordinado seu exercício "
  - Basta o perigo (possibilidade remota de dano)
- Exceções:
  - Acadêmico na Medicina em situações graves e urgentes

Tabela 3.1 Legislação penal e o exercício da Medicina

Art. 282 do Código Penal: Exercício Ilegal da Medicina: "Exercer, ainda que a título gratuito, a profissão de médico, dentista ou farmacêutico, sem autorização ou excedendo-lhe os limites".

Art. 283 do Código Penal: Charlatanismo:	"Inculcar ou anunciar cura por meio secreto ou infalível"
Art. 284 do Código Penal: Exercer o Curandeirismo	"I – Prescrevendo, ministrando ou aplicando, habitualmente, qualquer substância; II – Usando gestos, palavras ou qualquer outro meio; III – Fazendo diagnósticos."

uma efetiva ameaça de dano a uma pessoa ou algo determinado".[2] É um delito em que o perigo que corre a vítima (ou vítimas) é presumido. O delito penal se caracteriza pelo hábito, isto é, a repetição frequente do ato, tornando-o mais definido. E é importante notar que a letra da lei não fala em remuneração específica para a realização do ato, que persiste delituoso mesmo se executado a título gratuito. Outro ponto importante: o curandeirismo não se confunde com o exercício ilegal da medicina, pois o curandeiro não usa meios médicos nem se faz passar por médico. Como bem diz França, "ele tenta a cura ou a fraude, invocando o sobrenatural ou seus conhecimentos empíricos, através de meios intimidativos, coreográficos, místicos, ou da prescrição ou administração de ervas ou de outras substâncias, as mais bizarras possíveis".[2]

Embora existam aqueles que achem o curandeirismo um "mal necessário" na sociedade brasileira; embora muitos "cirurgiões espirituais" continuem com filas imensas de crédulos à sua porta para receberem tratamento e consolo em suas desventuras, esse crime possui pelo menos um aspecto relevante que o torna nefasto: são aqueles desenganados pela sorte que, sabendo-se portadores de um mal incurável, buscam solução para suas agruras nos "sortilégios mágicos e bruxedos" de que falava Nelson Hungria,[3] repudiando os recursos preconizados pela ciência médica e colocando em risco sua própria saúde ou esperdiçando alguma chance de cura ou maior sobrevida.

O charlatanismo difere do curandeirismo posto que é um delito, no mais das vezes, praticado por profissionais diplomados em medicina – embora não exclusivo destes. O termo deriva de *ciarlare*, que em italiano significa conversar muito, tagarelar, iludir.[2] Sua característica básica repousa na quebra sistemática da moral e ética por intermédio de anúncios ou promessas de cura a prazo fixo e por meio de terapêuticas secretas ou infalíveis. São, no dizer de Gerardo Vasconcelos,[4] as "fórmulas milagrosas, reservadas e pessoais", ou ainda importadas do exterior, e as curas asseguradas como certas, matemáticas e de período garantido previamente. São ainda os anúncios escandalosos na mídia, de linguagem superlativa, com curas milagrosas, os remédios infalíveis, o rejuvenescimento a jato; os títulos pessoais ambíguos, as especialidades diversas e díspares, formando um todo cujo maior objetivo é o engodo e o ludíbrio do paciente. Como diz Genival Veloso de França, esse crime talvez seja "mais de fraude que de perigo", embora não se possa desprezar o risco que correm aqueles incautos que acreditam nas promessas dos charlatães.

O Quadro 3.4 apresenta os elementos fundamentais do crime de charlatanismo.

Querem alguns (como Genival Veloso de França) que seja esse um delito privativo de médicos;[2] no entanto, acreditamos, como dissemos anteriormente, que esse é um delito comum não só a médicos como a outros profissionais da área da saúde – os quais também podem cometê-lo ao prometer curas milagrosas, rejuvenescimento instantâneo e executar outros atos que só visam ao engodo de seus pacientes – assim como, inclusive, por aqueles que praticam o curandeirismo. Basta ver as inúmeras clínicas de estética

---

Quadro 3.4 Elementos fundamentais do crime de charlatanismo

Exercícios lícito e ilícito da Medicina
- Elementos fundamentais do crime de charlatanismo
  - Segredo e infalibilidade
  - Não é necessária habitualidade
  - Decreto- Lei n° 4.113
    - » Proíbe o anúncio de cura de determinadas doenças, para as quais não há tratamento próprio segundo os conhecimentos atuais da ciência
  - "Mercado da personalidade" (Augusto Cechine)
    - » Exibicionismo inescrupuloso

facial ou mesmo odontológicas a prometer mundos e fundos, embelezamento instantâneo e outras quimeras, em anúncios espalhados por jornais e revistas de grande circulação em todo o Brasil. Não há como se comparar a nossa legislação com a argentina, posto que o código penal é bem claro em estabelecer o charlatanismo como privatismo de médicos. Porém, não é isso que ocorre com o Código Penal brasileiro, que, a nosso ver, é propositadamente vago a respeito do tema, justamente para enquadrar em suas possíveis sanções outras profissões.

Nos elementos do crime de charlatanismo há que se atentar para o segredo e a infalibilidade do que é proposto pelo charlatão. Não é necessária a habitualidade, como no curandeirismo e no exercício ilegal – basta um único ato para que se configure o crime. E é também um crime de perigo abstrato, bastando a presunção do risco para que ele ocorra.

Referências Bibliográficas

1. Fávero F. Medicina Legal. São Paulo: Livraria Martins Editora, 1974, p.38-51.
2. França GV. Direito Médico. 6ª ed. São Paulo: Fundo Editorial BYK, 1994, p.54-55.
3. Hungria N. Comentários ao Código Penal. São Paulo: Edição Revista Forense, 1958.
4. Vasconcelos G. Lições de Medicina Legal. Rio de Janeiro: Forense, 1970.

Responsabilidade Médica

4

Por definição, responsabilidade é a obrigação que pesa sobre os médicos de arcarem com as consequências de faltas por eles cometidas no exercício da profissão – faltas essas que podem acarretar ações e sanções nas áreas penal, civil, administrativa e ética.

Para o grande mestre francês da medicina legal, Lacassagne, a responsabilidade é também "o princípio jurídico geral que estabelece para todas as pessoas a obrigação de responder por danos ocasionados a outrem". É preciso observar que, no caso do médico, sua responsabilidade profissional é permanente, ainda que não tenha havido intenção de causar dano ao paciente. É uma responsabilidade específica, ou seja: de dano à saúde, entretanto só será caracterizada como tal quando o ato ou omissão for realizado na prática profissional.

A responsabilidade profissional é hoje uma norma bem estabelecida em todos os ordenamentos jurídicos, ainda que alguns possam questionar, com um quê de razão, a atual "judicialização da medicina" que ocorre no Brasil e em outros países. Em nosso Código Penal, pode-se enquadrá-la no artigo 15, II, nos casos de dano causado por imprudência, imperícia ou negligência, ou no artigo 129 (§6º), das lesões corporais. Ainda no artigo 121, "matar alguém", na sua forma culposa (§3º), em ambos os casos (de lesão corporal ou morte) com a pena elevada de 1/3 nos casos de serem consequentes à "inobservância de regra técnica profissional".

Assim, nessas duas condições dos artigos 121 e 129 do Código Penal, caracteriza-se o crime de responsabilidade médica, cujos elementos são: o agente, que obrigatoriamente deve ser médico; o ato, que necessariamente deve ser profissional; o dano, que pode ser, além da provocação, o agravamento de males preexistentes, lesões subsequentes e decorrentes do ato, ou a morte; a culpa, que é a ausência de intenção, a falta de previsão, por negligência, imprudência ou imperícia; e, por fim, a existência de nexo causal, evidente e insofismável, entre ato e dano. Sobre essas características dissertaremos mais detalhadamente adiante.

No Código Civil, a responsabilidade do médico poderá ser enquadrada nos artigos 159, 1525 e 1545 (especificamente), acarretando sanções que denotam a imperícia grosseira e desdenhosa, a ignorância voluntária, a má-fé, a desonestidade profissional.

Em ambos os códigos, encontram-se, portanto, formas definidas em lei de proteger os doentes da má-prática médica. É preciso notar também que a lei, de maneira indireta, termina provendo segurança também aos profissionais competentes ao punir os negligentes, ignorantes e desonestos – assim como também podemos considerar essas normas salutares, funcionando como uma barreira às "reclamações fantasiosas" de pacientes porventura descontentes com os resultados obtidos, fato que não é raro nos dias de hoje.

Porém, nem sempre assim foi. Segundo Souza Lima, conforme narrado por Flamínio Fávero, um dos próceres de nossa medicina legal, em 1829 a Academia de Medicina de Paris assegurava ser a medicina "um mandato ilimitado junto à cabeceira dos doentes, aos quais só pode aproveitar essa condição. Os médicos nunca deveriam ser legalmente punidos pelos erros que cometessem de boa-fé no exercício de suas funções; sua responsabilidade é toda moral, toda de consciência. Nenhuma ação jurídica pode-lhes ser intentada, senão em caso de captação, de dolo, de fraude e de prevaricação". Em 1834, a mesma Academia pretendeu que os médicos e cirurgiões não fossem responsáveis pelos erros que cometessem de boa-fé, no exercício de sua arte. Argumentavam então pela incompetência dos juízes para avaliar as faltas médicas e o prejuízo para o paciente ao ser atendido por um médico sobrecarregado pela preocupação de punição pela justiça, restringindo-lhe a ação e impedindo-o de lançar mão de "práticas salvadoras de exceção" – eufemismo utilizado por Flamínio Fávero em seu célebre tratado.

Como bem frisa Fávero, essa é uma falácia. Diz ele: "de um lado os juízes se manifestam apenas depois de ouvirem os próprios médicos, como peritos, e, de outro lado, a justiça apenas argúi da imprudência, imperícia e negligência do profissional, quer dizer das faltas graves deste, sem, em absoluto, pretender, direta ou indiretamente, embaraçar-lhe a ação benéfica e humanitária".

Há ainda um aspecto adicional, que sobreleva a necessidade de sanção legal para as faltas dos médicos, lembrado pelo mestre: "estes exercem um verdadeiro monopólio, gozando um privilégio especial, garantido pelas leis que punem todo aquele que, não estando habilitado convenientemente, queira praticar a medicina. É justo dessarte que, em troca dessa prorrogativa, a mesma lei impeça que os componentes da sociedade sejam atingidos por danos que os médicos possam causar-lhes, punindo mesmo os que os praticarem. Mas, a noção de responsabilidade, estimulando a prudência, a perícia, a dedicação, é uma garantia para a própria medicina, que, assim, será extremamente beneficiada" – não se tornando, nas palavras de Foderé, "um verdadeiro perigo social".

Responsabilidade Legal do Médico

Responsabilidade é um conceito complexo em termos filosóficos e de direito. Para alguns, como Aguiar Dias,[1] de maneira simples, "a ideia mais aproximada de uma definição de responsabilidade é a ideia de obrigação". Para outros, a responsabilidade está relacionada ao dever de reparar "um dano, prejuízo ou detrimento" causado a outrem.[2] Para Serpa Lopes,[3] por sua vez, "Responsabilidade significa a obrigação de reparar um prejuízo, seja por decorrer de uma culpa ou de uma outra circunstância legal que a justifique, como a culpa presumida, ou por uma circunstância meramente objetiva".

A questão da responsabilidade legal do médico em relação ao seu paciente remonta aos primórdios da profissão – condensando-se em disposições codificadas. O Código de Hamurábi da Babilônia previa penas severas aos médicos causadores de danos a outrem. Alguns autores citam a Lei Aquilia como a primeira disposição legal a fazer referência à *culpa gravis* dos médicos, tornando-se a base da legislação moderna acerca do tema. Ao que parece de forma inócua, posto que Plínio se queixava de que apenas aos médicos era permitido cometer assassinatos impunemente.

Lacassagne, em 1906, afirmava que a responsabilidade médica trata da "obrigação para os médicos de sofrer as consequências de faltas por eles cometidas no exercício da arte, faltas que podem originar uma dupla ação – civil e penal".

Com efeito, a legislação moderna dos povos ocidentais é concorde em exigir dos médicos que assumam a responsabilidade por seus atos profissionais. No Brasil, tanto o Código Civil quanto o Código Penal têm dispositivos reguladores a esse respeito.

Por exemplo, no Código Penal, em seu artigo 15, parágrafo II, está expresso: "Diz-se o crime... culposo, quando o agente deu causa ao resultado por imprudência, negligência ou imperícia". O parágrafo 3º do artigo 121 ("Matar alguém"...) assim o diz: "Se o homicídio é culposo: Pena – detenção de um a três anos". No parágrafo seguinte afirma o Código: "No homicídio culposo, a pena é aumentada de um terço, se o crime resulta de inobservância de regra técnica de profissão, arte ou ofício, ou se o agente deixa de prestar imediato socorro à vítima, não procura diminuir as consequências de seu ato, ou foge para evitar a prisão em flagrante".

O artigo 129 do Código Penal, que trata das lesões corporais ("Ofender a integridade corporal ou a saúde de outrem"), prevê a modalidade culposa dessas ofensas em seu parágrafo 6º, que reza: "Se a lesão é culposa: Pena – detenção de dois meses a um ano".

Por sua vez, o Código Civil Brasileiro contém as disposições acerca de reparação de danos causados a outrem. Em seu artigo 159, consta que "Aquele que, por ação ou omissão voluntária, negligência ou imprudência, violar direito ou causar prejuízo a outrem fica obrigado a reparar o dano". E mais especificamente em seu artigo 1545: "Os médicos, cirurgiões, farmacêuticos, parteiras e dentistas são obrigados a satisfazer o dano, sempre que da imprudência, negligência ou imperícia em atos profissionais resultar morte, inabilitação de servir ou ferimento".

Quando já existe comprovação da responsabilidade na esfera criminal, esta, automaticamente, servirá como elemento no processo civil, como reza o artigo 1525: "A responsabilidade civil é independente da criminal; não se poderá, porém, questionar mais sobre a existência do fato, ou quem seja o seu autor – quando estas questões se acharem decididas no crime".

Em resumo, a responsabilidade do médico define-se como a obrigação – seja ela de ordem civil, penal ou administrativa (ou de todas elas) – a que estão sujeitos os médicos no exercício de sua profissão quando provocam lesão ou dano ao paciente por culpa, é dizer, por imprudência, imperícia ou negligência. Ou ainda, como já explicaram os irmãos Mazeaud,[4] "a responsabilidade legal pressupõe inevitavelmente a existência de um prejuízo ao paciente. Mas danos que perturbam a ordem social podem ser de natureza muito diferente. Ora eles ferem a sociedade, ora determinada pessoa; por vezes, alcançam com o mesmo golpe um e outro. Logo o problema da responsabilidade legal vai se dissociar: distinguiremos a responsabilidade penal e a responsabilidade civil".

De outro lado, como bem formulado por Kuhn,[2] Carlucci e Parellada criam um novo conceito para explicar a responsabilidade jurídica: o chamado fator de atribuição. Para esses autores, o fato danoso produz de fato uma lesão em um sujeito. Dessa maneira, a questão proposta pelo Direito é se é justo a vítima arcar com esse dano ou se deva deslocar suas consequências econômicas a outra pessoa. "Se não for justo, impõe-se a obrigação de responder. A razão pela qual se justifica que o dano sofrido por uma pessoa se transfira economicamente a outra (no caso das questões civis) é o que os autores chamam de fator de atribuição", afirma a autora. O Quadro 4.1 apresenta um resumo acerca da responsabilidade penal e da responsabilidade civil.

Quadro 4.1 Responsabilidade Penal e Responsabilidade Civil

A responsabilidade penal, segundo Kuhn,[2] "deriva de uma perturbação do equilíbrio social, contra a qual reage o Estado, buscando restabelecer o equilíbrio alterado pelo crime", por meio de sanções, no mais das vezes, caracterizadas pela privação da liberdade.

Já a responsabilidade civil, no entender de Savatier, "é a obrigação que pode caber a uma pessoa de reparar o dano causado a outra por sua falta, ou pela falta de pessoas ou de coisas dependentes dela", reparação essa, o mais das vezes, de caráter indenizatório monetário.

Com relação à responsabilidade civil e penal, segundo Serpa Lopes,[3] tanto uma quanto outra não apresentam diferenças essenciais, posto que ambas surgem de um ato ilícito. As diferenças entre elas são muito mais de cunho político-legislativo, havendo cinco distinções fundamentais, a saber:

1. A responsabilidade civil é mais abrangente, englobando todos os casos em que um indivíduo é obrigado a reparar o dano causado a outrem;
2. Apesar de terem a mesma raiz (o ato ilícito), as consequências de uma e de outra são diferentes na essência (restrição de liberdade x indenização pecuniária);
3. A responsabilidade penal resguarda a paz social, tendo como objeto a sociedade e o criminoso, enquanto a responsabilidade civil visa reparar o dano por meio da recomposição patrimonial;
4. Devido à mesma raiz ontológica, o ato ilícito, o direito penal influencia o direito civil, porquanto há validação da coisa julgada no foro criminal sobre a ação civil; e
5. Na responsabilidade penal, a pena é proporcional à gravidade do crime, enquanto na ação civil a indenização é proporcional ao dano.

A Tabela 4.1 apresenta informações da Legislação Penal e Civil acerca da Responsabilidade Médica.

Características da Responsabilidade Legal

Nério Rojas, já em 1927, dizia serem cinco os elementos constitutivos para caracterizar a responsabilidade do médico. Seriam estes os elementos: o agente, o ato profissional, a ausência de dolo, a existência do dano e o nexo causal entre o ato e o dano. Comentemos cada um deles:

O agente, ao qual será imputada a falta de responsabilidade médica, obviamente deverá ser um profissional. Claro está que curandeiros ou aqueles que exercem a profissão de forma ilegal também estão sujeitos à pena, quando provocarem dano em outrem por meio de suas práticas. É o que diz a lei, quando trata do exercício ilegal da medicina (artigo 282 do Código Penal), do charlatanismo (artigo 283) e do curandeirismo (artigo 284). E o artigo 285 acrescenta que: "... No caso de culpa, se do fato resulta lesão corporal, a pena aumenta-se da metade; se resulta morte, aplica-se a pena cominada ao homicídio culposo, aumentada de um terço".

Tabela 4.1 Legislação penal e civil acerca da responsabilidade médica

Código Penal

Art. 15	"Diz-se o crime: I - ..., II – culposo quando o agente deu causa ao resultado por imprudência, negligência ou imperícia."
Art. 121	"Matar alguém... § 3º - Se o homicídio é culposo... § 4º No homicídio culposo, a pena é aumentada de um terço, se o crime resulta de inobservância de regra técnica de profissão, arte ou ofício, ou se o agente deixa de prestar imediato socorro à vítima, não procura diminuir as consequências de seu ato, ou foge para evitar prisão em flagrante."
Art. 129	"Ofender a integridade corporal ou a saúde de outrem: § 6º - Se a lesão é culposa: Pena – detenção de dois meses a um ano."

Código Civil

Art. 159	"Aquele que, por ação ou omissão voluntária, negligência ou imprudência, violar direito ou causar prejuízo a outrem fica obrigado a reparar o dano."
Art. 1525	"A responsabilidade civil é independente da criminal; não se poderá, porém, questionar mais sobre a existência do fato, ou quem seja o seu autor, quando estas questões se acharem decididas no crime."
Art. 1545	"Os médicos, cirurgiões, farmacêuticos, parteiras e dentistas são obrigados a satisfazer o dano, sempre que da imprudência, negligência ou imperícia em atos profissionais resultar morte, inabilitação de servir ou ferimento."

Em segundo lugar, temos o ato profissional – é dizer: a espécie delituosa deve se originar de um ato "estritamente profissional", a fim de cumprir os dispositivos da lei. Parece bem claro que crimes ou atos de outra natureza – desde que realizados no exercício da profissão ou dela se servindo (como nos casos de prática de charlatanismo) – serão alvo do interesse de outros artigos tanto do Código Penal como do Código Civil, conforme já citamos acima.

Em terceiro lugar, Flamínio Fávero cita a ausência de dolo, posto que "a culpa profissional vem a reduzir-se, enfim, à noção geral de culpa". Em termos estritos, chamamos culpa a violação de um direito por um fato imputável mas praticado sem a intenção de prejudicar. Já em sentido mais amplo, conforme aceito pelo Direito Civil, "a noção de culpa abrange a de dolo". Para Flamínio Fávero, "a previsibilidade é o traço característico diferencial entre culpa e dolo", já que no caso de dolo o resultado danoso foi previsto, enquanto, no caso da culpa, não o foi – embora pudesse ter sido previsto anteriormente (ou seja, fosse previsível).

Há nesse pormenor algumas questões que demandam melhor análise, de vez que para o Código Penal, em seu artigo 15 – I, é doloso o crime "quando o agente quis o resultado ou assumiu o risco de produzi-lo". Assumir o risco, muitas vezes, é agir, ao nosso ver, com imprudência, sendo esta, conforme dito anteriormente, uma modalidade de culpa.

A seguir, outra característica da responsabilidade médica é a existência do dano – elemento que se encontra na origem mesma do problema. É necessário um dano real (morte, lesão corporal, incapacidade funcional) para que o médico seja responsabilizado. Há autores, como Nério Rojas, que excluem do rol de características do dano os danos morais ou econômicos. Há que se citar, todavia, o reconhecimento, pelo nosso Código Civil em vigor, da existência do "dano moral" e, pelo Código do Consumidor, dos danos causados por prejuízos econômicos advindos de uma falta médica. Por outro lado, Henri Lalou[5] pontificou: "Todas as ações em responsabilidade supõem, independentemente de um direito lesado, uma condição primordial: a existência do dado. Sem dano, sem responsabilidade" (civil ou penal).

O Quadro 4.2 apresenta a definição de dano.

Quadro 4.2 Definição de dano

DANO

Para Fischer,[6] dano é "todo prejuízo ou lesão que uma pessoa experimenta na alma, corpo ou bens, quem quer que seja o causante e qualquer que seja a causa, ainda que produzida pelo próprio lesado ou aconteça sem intervenção alguma do homem". Para Stiglitz e Echevesti, em se tratado de responsabilidade civil, é "lesão ou depreciação de um interesse patrimonial ou extrapatrimonial, ocorrido como consequência de uma ação". Para esses autores, "dano moral" é aquele que cause tão somente uma dor moral à vítima. Para Lalou, um dano é uma agressão a um direito e pode gerar uma ação em responsabilidade, material e também moral, pois existem duas variedades de direito: os patrimoniais e os extrapatrimoniais (como os direitos políticos, o direito à vida, à liberdade, à honra, ao nome, à dignidade e os direitos de família).

Por fim, chegamos no elemento que talvez seja essencial ao se falar acerca de responsabilidade médica, qual seja, a relação de nexo causal entre ato e dano provocado. Em outras palavras, relação de causalidade nada mais é que o vínculo que, necessariamente, deve existir entre o fato e o dano, para que o autor desse ato deva indenizar o prejuízo. Como se pode ver, o fato deve ser precursor, deve ser a causa do dano, e, desse modo, o prejuízo ou a lesão devem surgir como efeito ou consequência dessa ação. De modo mais simples: a causa do dano foi o procedimento médico – nexo este comprovado pela prova pericial.

À parte as diversas teorias sobre a causa (teoria da *conditio sine qua non*, teoria da causa próxima, teoria da causa eficiente, teoria da relação causal imediata), que delas se ocupam os operadores do Direito, é preciso ressaltar, entretanto, que nem sempre aquilo que se acredita ter sido causado por um ato médico de fato o foi, porquanto possa ter sido apenas uma evolução natural da própria doença do indivíduo. Ou, ainda, pode ter sido tão somente decorrência de um acidente, definido no Código Penal anterior como "fato sucedido casualmente, no exercício ou prática de qualquer ato lícito, feito com atenção ordinária".

Como bem exemplifica Flamínio Fávero,[7] "não é excepcional que um dano apontado seja continuação do próprio estado mórbido de consequências irreparáveis ou que uma preexistência mórbida despercebida e imprevisível torne fatal, por exemplo, uma intervenção cirúrgica feita segundo todos os requisitos da ciência e da arte. Então não há nem imperícia, nem negligência ou imprudência". O dano, pois, seria de fato um acidente.

A mesma opinião tem Genival Veloso de França,[8] para quem, "quando o ato é praticado licitamente, com moderação e a atenção devida, o resultado pode ser considerado acidente". Esse acidente, portanto, tem todas as características da imprevisibilidade – tendo em vista não ser a Medicina uma ciência exata, e que nem sempre todas as hipóteses adversas podem ser capazes de serem previstas e evitadas – e, além do mais, decorreu de um ato executado com toda cautela e desvelo, seguindo as normas técnicas de praxe.

Antes de prosseguirmos nessa discussão, aqui se torna necessário bem estabelecer o que caracteriza o ato médico ilícito, ou seja, aquele passível de ser considerado "erro médico". Nesse caso, a ilicitude do ato é caracterizada pela presença de uma das modalidades de culpa (negligência, imprudência ou imperícia), bem como pela ausência de observância de regra técnica profissional, como estabelecido pelo Código Penal Brasileiro. A regra técnica profissional, a rigor, está estabelecida nos protocolos e diretrizes preconizados pela ciência médica atual – protocolos esses criados e normatizados pelas evidências disponíveis na literatura científica. Não cabe aqui ser considerada, salvo em raras exceções, a experiência isolada de um médico, por maior que seja seu tempo de prática. Experiência individual, intuição, raciocínio dedutivo são elementos que carecem de objetividade para que um suposto "erro médico" seja analisado de forma imparcial e justa. Essa, obviamente, não é a opinião daqueles que repudiam a "medicina baseada em evidências", os quais lançam mão de argumentos pueris (como o desconhecimento de línguas estrangeiras por parte dos médicos, a dificuldade de se realizar revisões sistemáticas, a imponderabilidade dos fenômenos biológicos, a importância da experiência individual etc.) para destratar uma prática que busca tão somente o aperfeiçoamento da arte médica em benefício dos pacientes.

Nesse diapasão, Genival Veloso de França[9] relaciona como fatores de risco para o erro médico, destacando dentre eles os "assistenciais" e os "não assistenciais", conforme se pode ver na Tabela 4.2, a seguir. Não há como discordar dos pontos citados pelo emérito professor, embora sejamos de opinião

Tabela 4.2. Fatores de risco para o erro médico*.

Fatores Não Assistenciais	Fatores Assistenciais
1. Sistema de Saúde	O desgaste da relação médico-paciente
2. Falta de compromisso do médico	A falta de condições de trabalho
3. A não participação da sociedade	O abuso de poder
4. A não revisão do aparelho formador	A falsa garantia de resultado
5. A falta de ensino continuado	A falta do consentimento esclarecido
6. Precária fiscalização do exercício profissional	O preenchimento inadequado de prontuários
	A precária documentação dos procedimentos
	O abandono do paciente

*Segundo Genival Veloso de França.

de que dentre eles talvez o mais importante seja o desgaste da relação médico-paciente, fator esse inflado pela excessiva mecanização /mercantilização da medicina – que acaba transformando o paciente, aos olhos de alguns médicos (não podemos generalizar a questão), em mero objeto de estudo e meio de lucro. Ademais, acreditamos firmemente que a ignorância não tem idade, e atinge tanto os médicos mais jovens como aqueles ditos "mais experientes". Esses últimos talvez sejam até piores, posto que, arrogantes, baseiam-se em acertos passados (acertos esses muitas vezes frutos do acaso) e renegam a metodologia científica acurada, o valor das estatísticas e do avanço dos conhecimentos (este, sim, resultado do aprendizado com erros passados).

Por outro lado, cabe aqui, também, considerarmos, como o próprio França,[8] que "nem todo mau resultado na assistência à saúde individual ou coletiva é sinônimo de erro médico". Como o próprio autor afirma, "não se quer negar que o erro médico exista", e quando acontece decorre de "uma forma anômala e inadequada de conduta profissional, capaz de produzir danos à vida ou à saúde do paciente por imprudência ou negligência". O que França deseja afirmar é que existem outras formas de se produzir um mau resultado de ato médico, não estritamente devidas ao exercício da arte *per se*, mas sim a "péssimas condições de trabalho e à penúria de meios indispensáveis no tratamento das pessoas", acrescentando a isso a falta de leitos hospitalares, o não atendimento ambulatorial do paciente por falta de médicos, a incapacidade de comprar remédios por falta de poder aquisitivo etc.

Questionam alguns a possibilidade de incluir nesse tópico o erro médico por imperícia. Não são poucos os que afirmam não se poder imputar ao médico legalmente habilitado a conduta imperita – já que, na maioria das vezes, a conduta pode ser imputada como imprudente. Somos de opinião um tanto diversa, tendo em vista os grandes avanços da medicina atual, que não permitem ao médico ser um *expert* em todos os seus ramos. Desse modo, acreditamos que um cirurgião geral, sem habilitação em cirurgia plástica, que provoca um dano estético em um paciente seu agiu de forma não só imprudente, mas imperita. É lógico que tal raciocínio abre um leque de possibilidades tão amplo que muitos atos médicos ficarão restritos àqueles super-habilitados em determinada área do conhecimento. Entretanto, não se sabe se para o bem ou para o mal, a medicina atual caminha para a superespecialização, e esse é um fato que não pode ser ignorado nos dias de hoje.

Por outro lado, como bem coloca França,[8] "discute-se muito se o médico responde por erro de diagnóstico ou por erro de conduta". A nosso ver, concordando com o autor citado, desde que o profissional tenha tomado todas as medidas necessárias no exame de seu paciente, lançando mão dos recursos auxiliares disponíveis, ou seja, agindo com extremo zelo, erros desse tipo não são culpáveis, não havendo aqui que se falar em negligência. Nessa mesma seara encontram-se os chamados erros de prognóstico, pois não se pode atribuir ao médico o conhecimento prévio do imponderável, desde que tenha agido de forma prudente.

Quanto aos erros de conduta, esses são os mais frequentes e motivadores de queixas contra os médicos nas várias esferas de responsabilidade (civil, penal e administrativa). No entanto, mesmo esses "erros" devem ser analisados com critério e parcimônia. Deve-se ter em mente que muitas vezes são esses "erros fictícios", ou seja, são "erros" criados pela imaginação dos pacientes, que elaboram versões fantasiosas, verdadeiras ficções em torno dos fatos, sempre que um resultado adverso não corresponde às expectativas criadas por eles. Não raro encontramos pessoas que se dizem vítimas de erro médico, e com uma apuração mais cuidadosa da história nos vemos diante de relatos que não têm a menor coerência ou verossimilhança. É preciso ressaltar, no entanto, que a nosso ver muitos desses "erros fictícios" são resultado de um relacionamento médico-paciente que deixa a desejar – cabendo aqui boa parte da responsabilidade do médico em explicar de maneira adequada os fatos ao paciente, de obter seu consentimento prévio devidamente esclarecido para qualquer ato que venha a cometer, a fim de evitar a propagação desse tipo de "erro" que tanto mal faz à classe médica, à Justiça e, por que não dizer, aos próprios pacientes.

Desse modo, é preciso que, antes de se consignar o erro médico real e verdadeiro, restem provados a inobservância de regra técnica profissional, a conduta inadequada para o caso, o desrespeito aos protocolos científicos vigentes e, por fim, condição *sine qua non*, o nexo causal entre a conduta inadequada e o dano sofrido pelo paciente.

Flamínio Fávero[7] cita alguns exemplos de erros médicos que se tornaram clássicos na literatura médico-legal. São eles:

1. Erros de tratamento: "na aplicação de aparelhos de fratura, se realizada de modo inconveniente, podem sobrevir sérias complicações como gangrena e até morte";

2. Erros na dosagem de medicamentos: ocorrem por "distração do médico ou doença deste. Lacassagne refere o caso de um médico que receitou 5 gramas de cianeto de potássio, e de outro que prescreveu 10 gramas de láudano em vez de 10 gotas, sendo ambos condenados a prisão e multa";

3. Omissão de socorro: o artigo 135 do Código Penal diz "deixar de prestar assistência, quando possível fazê-lo, sem risco pessoal, a criança abandonada ou extraviada ou a pessoa inválida ou ferida, ao desamparo ou em grave e iminente perigo; ou não pedir, nesses casos, o socorro da autoridade pública";

4. Escolha de tratamento: "antes não ferir ou causar mal" é o princípio hipocrático que, no dizer de Fávero, "é a regra geral de conduta do médico". Desta forma, diz ele, "não há e nem pode haver 'medicina oficial'", e, dotado de poder de livre escolha, deve o médico preferir os meios que condigam com "a segurança do sucesso e o progresso da medicina". Mesmo quando na prática o profissional se veja obrigado a fazer um mal para evitar um mal maior, essa conduta deve ser tomada nos casos de absoluta necessidade, com muita prudência e sob consentimento do paciente e os conselhos de outros colegas "chamados em conferência para que a responsabilidade seja dividida e a atitude extrema fique perfeitamente documentada e testemunhada". Exemplo desse tipo de conduta é o abortamento nos casos de ser o único meio de se salvar a vida da gestante.

5. Experiências *in anima nobili*: experiências com seres humanos, em geral, devem ser proscritas. Mesmo quando o homem aceita ser um "sujeito de pesquisa" existem regras específicas para isso (ver capítulo de Ética em pesquisa). Como dizia Lacassagne, "o médico apenas tem um direito, e é o de operar em si mesmo". Flamínio Fávero cita o caso de Neisser, condenado pelo tribunal de Breslau a dois meses de prisão e a pagar 1000 marcos de multa, "porque inoculou gonococos em um moribundo que, escapando de seu mal, ficou preso da blenorragia provocada". E lembra: o Código Penal Brasileiro, em seu artigo 132, veda "expor a vida ou a saúde de outrem a perigo direto e iminente".

Quando abordamos a questão do erro médico real, é preciso, no entanto, não confundir o que se convencionou chamar de erro escusável com o chamado erro inescusável. Este último é o erro que poderia ser evitado – o erro grosseiro –, aquele que não permite escusas. O erro escusável, por seu turno, é inevitável – é aquele impossível ao comum dos médicos, no exercício de sua profissão, evitar. De todo modo, essa é uma questão sempre polêmica, com defensores ardorosos de parte a parte, e que envolve virtualmente todos os ramos da prática médica. Por exemplo, existem autores da área do Direito que acreditam ser o erro de diagnóstico passível de imputação de culpa, enquanto muitos autores propugnam não ser possível imputar culpa ao médico que comete um erro de diagnóstico, visto (pela ainda inexatidão da medicina) serem sempre as hipóteses diagnósticas variadas, permitindo diversas interpretações.

Muitos não pensam dessa maneira. "A responsabilização por erro no diagnóstico induzirá a responsabilização se este erro for grosseiro ou se a especialidade do profissional impor a este o conhecimento de determinada situação", afirma Gerson Branco.[10] No entanto, outros tantos tendem a concordar, pelo menos parcialmente, com Genival Veloso de França no tocante aos erros de diagnóstico. Miguel Kfouri Neto[11] afirma que "O erro de diagnóstico é, em princípio, escusável a menos que seja por completo grosseiro. Assim, qualquer erro de avaliação diagnóstica induzirá responsabilidade se um médico prudente não o cometesse atuando nas mesmas condições externas que o demandado".

Em resumo, ficamos no meio-termo entre as duas posições. Mesmo os operadores do Direito reconhecem que, para ser passível de responsabilização, o erro de diagnóstico tem que ser de tal forma aberrante que impeça qualquer argumentação em contrário. Um exemplo dado por Flamínio Fávero (confundir um tumor abdominal com gestação) é altamente ilustrativo dessa situação anômala. Desse modo, erros não gritantes não conseguem caracterizar a culpa na atuação do médico, e, não havendo culpa, não há que se falar em erro médico. Por fim, é preciso mais uma vez lembrar que as ciências biológicas, incluindo a medicina, não são dotadas de precisão matemática. A evolução das doenças muitas vezes é imprevisível e não depende do poder de interferência do médico, mas, sim, de um atendimento e acompanhamento médico-hospitalar ajustado à gravidade de cada caso. Nem a gravidade dos casos pode ser medida objetivamente em determinado instante, nem alguns aspectos da própria história natural de determinadas doenças podem ser avaliados com precisão. Muitos fatores entram em jogo nessa hora, como as características próprias do paciente, sua capacidade de seguir as determinações médicas por fatores socioeconômicos e educacionais, e, também, por características inusitadas da doença, que muitas vezes, de forma inexplicável, assume comportamentos mais agressivos.

O Quadro 4.3 apresenta informações a respeito de erro médico e erro fictício.

Convém lembrar, adicionalmente, que a Medicina se compromete unicamente com os meios – seu dever primordial é com os cuidados devidos ao paciente. A cura ou o bom resultado são uma consequência que pode ocorrer ou não, independentemente de todos os esforços realizados pelo médico – posto que a ciência, por mais que avance a passos largos, ainda possui limites.

Vale lembrar que o serviço prestado pelo médico a seu paciente é regido por um contrato de formato especial, diferente de outros contratos de prestação de serviços, pois, como já foi dito, não se pode exigir do médico a obrigação de resultados. É um contrato de meio; portanto, o médico não se obriga a curar o

Quadro 4.3 Erro médico e erro fictício

Erro Médico

Erro culposo	Ausência de dolo
1. Negligência	Não fazer o que devia
2. Imprudência	Fazer o que não devia
3. Imperícia	Fazer errado

Erro Fictício

Erro fictício	Não é erro
1. Inconformismo com resultado inesperado	Pode ocorrer por limitação própria da medicina
2. Iatrogenia necessária	Mutilação cirúrgica necessária, como amputação de "pé diabético"
3. Variação anatômica	Resposta não convencional
4. Anomalia individual	Resposta paradoxal
5. Acidente	Não previsível
6. Complicação	Nova condição mórbida
7. Erro escusável ou erro profissional	Deficiência da profissão

doente e é um acordo implícito, não precisa ser escrito e é válido mesmo em circunstâncias especiais. Tomemos como exemplo um médico passageiro de um avião que atende um paciente (passageiro do mesmo avião) que sofre um infarto durante a viagem. Um não conhece o outro, mas no simples fato de ajudar o paciente estabelece-se a obrigação do médico de atendê-lo de forma adequada.

Responsabilidade Médica e Moralidade

Além da responsabilidade legal, cabe ao médico uma responsabilidade que muitos julgam até maior: a responsabilidade moral por seus atos. Já citamos anteriormente o papel social do médico, o respeito que a sociedade impõe à sua figura e à profissão como um todo. Esse respeito é devido em troca de uma característica moral soberana que o corpo social atribui à Medicina e àqueles que a praticam. Esse respeito da sociedade se deve à própria função social da prática médica, qual seja, acolher, cuidar, por vezes curar, mas sempre minorar o sofrimento do próximo. É sabido até pelo vulgo que muita coisa que é legal e tolerada pela lei não é absolutamente moral. E se espera do médico aquele comportamento que, mesmo permitido pela lei, seja reprovado por uma consciência moral irreprochável.

Para Kuhn,[2] "A responsabilidade moral se fundamenta na consciência individual ou na convicção religiosa do homem. A obrigação nesse caso é natural. A responsabilidade moral tem repercussões na ordem jurídica, como na recusa da repetição de indébito nas dívidas prescritas". Porém, como afirma a autora, para outros a responsabilidade moral é uma noção meramente subjetiva, pois é necessário analisar o estado de ânimo do agente. Se o indivíduo age de boa-fé, não responde moralmente. Por outro lado, se o indivíduo age dolosamente, é responsável moral, independentemente da existência de um resultado.

Nessa seara moral, que escapa ao Direito, mas é muito mais rígida e estreita, o médico só possui um juiz: sua própria consciência, que o guiará em pensamentos e intenções pela busca incessante da licitude de seus atos. Por outro lado, haverá também de ser avaliado em sua conduta moral pelos órgãos de classe, os quais devem sempre ter em mente que lhes é obrigatório julgar sem a severidade obtusa e tampouco com cumplicidade maliciosa, ou corporativa, com absoluta isenção e imparcialidade, pois a esses órgãos cabe também a preservação do conceito que a sociedade reserva à Medicina.

Os Erros de Conduta Médica

Os médicos podem cometer erros de conduta que variam dos chamados, parafraseando Lacassagne, erros pesados, erros graves e aqueles voluntários. Acrescentamos a esses um tipo de erro que classificamos de "imaginário".

Os erros pesados são aqueles que poderíamos definir como constituídos em seu cerne pelo desconhecimento científico, a absoluta ignorância de procedimentos e condutas que todo médico – até os recém-formados – deve saber. São erros inescusáveis, pois não se admite a ignorância de procedimentos básicos em Medicina, por exemplo iniciar uma cirurgia sem rigorosa assepsia e antissepsia, exceto em casos excepcionais, advindo em consequência disso um processo infeccioso letal ao paciente.

Os erros graves são os devidos a negligência, a desatenção, ou, como dizia Lacassagne (*apud* Flamínio Fávero[7]), a "imprevidência, inobservância dos regulamentos". E que "regulamentos" são esses que não o que chamamos modernamente de diretrizes ou protocolos?

Os erros voluntários, por seu turno, são aqueles cometidos nos casos de experimentação nos pacientes, de ordem terapêutica, diagnóstica ou meramente especulativa, advindo danos a esse paciente. Exemplo comezinho, da vida diária, é aquele médico que recebe uma "amostra" de uma droga nova fornecida por um laboratório farmacêutico, droga essa ainda sem largo uso pela comunidade médica, e decide "testá-la" em seus pacientes.

Por fim, existe o que já denominamos de erro "imaginário". Esse tipo de "erro" existe apenas na imaginação do paciente, em consequência de um mau resultado terapêutico, ou de um prognóstico adverso. Na verdade não houve erro algum, apenas o curso natural e inexorável de uma moléstia grave. É o tipo de "erro" consequente a um mau relacionamento médico-paciente, relacionamento frio e insensível em que não são explicados ao paciente, de maneira franca e sincera, as características de sua doença, quais os prognósticos e as complicações possíveis etc. Enfim, é "erro" advindo de falta de comunicação, mas que enseja nos dias de hoje inúmeros processos judiciais e uma queda acentuada na confiança que a sociedade deposita nos médicos.

Cabe ressaltar que, ainda segundo Flamínio Fávero, os erros cometidos pelos médicos podem ser por comissão ou omissão, ou ainda ativos e passivos. Por comissão há quando o médico, diretamente por imperícia ou imprudência, produza o dano. O autor cita como exemplo o médico que, ao drenar um abscesso, incise ou perfure um vaso sanguíneo adjacente.

Por omissão há quando ocorre "inobservância de cuidados prescritos para um processo mórbido: a omissão de ligar vaso que sangra, podendo a hemorragia provocar a morte".

Já para o Código Penal Brasileiro existem três modelos de erros de conduta médica: por imprudência, negligência e imperícia. A imprudência se caracteriza pela audácia de conduta do agente e também por atitudes que não são recomendadas ou justificadas pela experiência. São, por exemplo, procedimentos cirúrgicos executados sem as devidas cautelas com pacientes debilitados, assim como a prescrição de doses elevadas de medicamentos sem sopesar possíveis efeitos colaterais etc.

A negligência é evidenciada pela omissão de precauções e cuidados necessários para evitar danos, por exemplo na execução de intervenções cirúrgicas sem a verificação do estado clínico do paciente por meio de exames pré-operatórios naqueles portadores de cardiopatias, pneumopatias ou moléstias outras que possam agravar o risco cirúrgico-anestésico.

A imperícia é reflexo da incapacidade técnica, da pouca habilidade, do desconhecimento profundo na realização do procedimento médico. Flamínio Fávero cita como exemplo a perfuração do fundo uterino durante uma curetagem. Outros há, como dissemos anteriormente, que afirmam não poder ser imputada ao médico com habilitação profissional e legal a pecha de imperito. Discordamos dessa postura, pois, como dissemos, os avanços da Medicina não permitem a todos a habilitação e a *expertise* em todas as áreas médicas.

Genival Veloso de França[8] é concorde nessa assertiva quando afirma que, "pela simples razão de o médico ter um diploma, não se exime de seu estado de falibilidade".

Como afirma Fávero,[7] "a falta do médico, para ser punida, deve ser grave, pesada, notória, manifesta e evidente". Brian e Chaudé, em 1863, enfatizavam que para os médicos "as faltas leves não lhes são imputáveis, porque em tudo há a parte da fraqueza humana; mas, quando se tratar de um fato que não poderia escapar a quem é dotado de uma inteligência e de uma atenção ordinária, são responsáveis. Devem ser imputados por exercer uma profissão cujos deveres essenciais negligenciam. Os juízes os condenarão se cometerem uma falta grosseira, uma grande negligência; mas não os responsabilizarão se se tratar de uma negligência que possa ser atribuída à fraqueza humana".

Surge aqui o primórdio do conceito de erro escusável ("faltas leves") e erro inescusável ("faltas graves"). Como afirmava Dupin, procurador geral de França, "do momento em que houve negligência, leviandade, engano grosseiro e, por isso mesmo, inescusável da parte de um médico ou cirurgião, toda a responsabilidade do fato recai sobre ele, sem que seja necessário, em relação à responsabilidade puramente civil, apurar se houve de sua parte intenção culposa". E continua: "É aos tribunais que cabe fazer a aplicação desse princípio, com discernimento, com moderação, deixando à ciência a latitude de que necessitar, mas concedendo à Justiça e ao Direito comum tudo o que lhe pertencer". Em outras palavras: a análise de negligência, imperícia e imprudência é um julgamento que só cabe aos juízes (penais, civis ou ético-administrativos). Aos demais médicos ("a ciência") cabe o estabelecimento das regras profissionais, dos protocolos e diretrizes que nortearam os procedimentos a serem seguidos na terapêutica, no diagnóstico das moléstias que afligem os pacientes. Ou ainda, como bem lembra Flamínio Fávero,[7] "aos peritos cabe, então, a função de esclarecer o caso sob o ponto de vista das várias condições e circunstâncias em que se apresenta".

Resta somente a questão: quais seriam então essas faltas graves, esses erros inescusáveis?

Flamínio Fávero cita alguns tipos de "erros" que devem ser analisados com mais vagar e atenção. São eles:

1. Erros de diagnóstico: René Demogue,[12] analisando a posição dos tribunais franceses no início do século XX, afirmava: "No diagnóstico do médico, sua ciência sendo mais que as outras incerta e conjectural, um erro não é necessariamente culposo". No entanto, cabe observar aqui que juristas de renome consideram haver erros de diagnóstico devido a negligência, imprudência ou imperícia. É de se observar também que para Oscar Freire esses erros de diagnóstico se dividem em inevitáveis e evitáveis. Os primeiros seriam originários por condições insuficientes da própria medicina, sendo minorados com o tempo pelos avanços da técnica e da ciência. Obviamente esses erros inevitáveis não podem ser considerados graves ou inescusáveis, posto que não dependem propriamente da capacidade do médico.

O próprio Fávero cita o caso de famoso cirurgião que, inadvertidamente, "abriu um aneurisma da artéria axilar, certo de incisar um abscesso". Claro está que, à luz da medicina daquela época, sem o auxílio simples de um exame ultrassonográfico, e dependendo das condições clínicas apresentadas pelo paciente e seu aneurisma, o engano seria perfeitamente possível. Já de modo contrário, os erros evitáveis são de absoluta responsabilidade do médico. Fávero cita o caso de confusão diagnóstica entre um tumor abdominal e uma gravidez ou vice-versa, para ficarmos apenas em um exemplo dos mais grosseiros.

2. Erros de tratamento e os erros nas dosagens de medicamentos a que já nos referimos acima.

Enfim, cada caso deve ser analisado de forma cuidadosa e imparcial. Quando falamos em responsabilidade médica estamos tratando de um assunto de extrema gravidade, e as penas devidas aos médicos negligentes e imprudentes devem ser estabelecidas pelas regras do Direito. Entretanto, cabe realmente aos médicos, na função de perito, informar o juízo da existência ou não de uma das modalidades de culpa, a fim de que ele possa formar sua convicção da verdade dos fatos. Ao perito cabe a imparcialidade total em seu ato técnico, sem julgamentos *a priori*, mas também sem agir de forma corporativa. Nessas condições, somente a medicina tem a ganhar.

REFERÊNCIAS BIBLIOGRÁFICAS

3. Dias JA. Da Responsabilidade Civil. 10ª ed. Rio de Janeiro: Forense, 1997, p.2.

4. Kuhn MLS. Responsabilidade Civil – A natureza jurídica da relação médico-paciente. Barueri: Manole, 2002, p.7.

5. Lopes MMS. Curso de Direito Civil. Rio de Janeiro: Freitas Bastos, 1961, vol.V, p.188-189.

6. Mazeaud H, Mazeaud L. Traité theorique et pratique de la responsabilité civile. 4ª ed. Paris: Sirey, 1947, p.4.

7. Lalou H. Traité pratique de la responsabilité civile. 3ª ed. Paris: Dalloz, 1943, p.85.

8. Fischer HÁ. Los daños civiles y su reparación. Madrid: Victorino Suarez, 1928, p.1 (apud Kuhn MLS).

9. Fávero F. Medicina Legal. 3º V. São Paulo: Livraria Martins Editora, 1974, p.68.

10. França GV. Direito Médico. 6ª ed. São Paulo: Fundação Editorial BYK, 1994, p. 206.

11. França GV. Flagrantes Médico-Legais VI. Recife: Edupe, 2000, p.93-98.

12. Branco GL. Aspectos da Responsabilidade Civil e do Dano Médico. Revista dos Tribunais/ Fasc. Civ., ano 85, v. 733, nov/1966, p.62.

13. Kfouri Neto M. Responsabilidade civil do médico. São Paulo: Editora Revista dos Tribunais, 1998, p. 75.

14. Demogue R. Traité des obligations en général. Paris: Arthur Rousseau, 1931, Vol.II, Effets des Obligations. Tome VI.p. 184-186.

Segredo Médico 5

O conceito de segredo ou sigilo médico remete aos primórdios da medicina hipocrática, há mais de dois mil anos. Nas palavras de Gillon,[1] "é uma das mais veneráveis obrigações médicas", ou, como afirma Vaughn,[2] é uma promessa (implícita ou explícita) da relação médico-paciente, a não divulgação das informações recebidas pelo médico para outras pessoas... Esse é um dever absoluto, ou *prima facie*". Essa promessa, ou mesmo essa obrigação, faz parte inclusive do próprio Juramento de Hipócrates ("Aquilo que no exercício ou fora do exercício da profissão e no convívio da sociedade, eu tiver visto ou ouvido, que não seja preciso divulgar, eu conservarei inteiramente secreto.") e vem sendo obedecida até os dias atuais.

Vaughn[2] afirma que, em termos de filosofia moral, argumentos a favor da confidencialidade podem ser vistos de forma consequencialista. Pelo modo de ver de um consequencialista ou utilitarista, "a menos que os pacientes estejam dispostos a depositar nas mãos dos médicos a guarda de seus segredos, eles se tornariam relutantes em revelar informações confiáveis a respeito de si mesmos – informações necessárias para o médico realizar um diagnóstico correto de suas doenças, para planejarem tratamentos efetivos, e fornecer prognósticos confiáveis… Em outras palavras, a confiança é que torna a prática da medicina possível". Quando analisamos a questão pelo lado do preceito hipocrático de *primum non nocere* (primeiro não causar mal), a revelação de um segredo confiado ao médico pelo paciente poderia expor esse paciente à discriminação por parte de companhias de seguro, empregadores, provocar conflitos em suas relações pessoais ou submetê-lo à vergonha ou ao ridículo público.

Por outro lado, doutrinariamente, segredo médico é o direito e o dever que tem o médico de silenciar a respeito de fatos de que teve ciência em virtude de sua profissão. O Código Penal Brasileiro, em seu artigo 154, reza: "revelar alguém, sem justa causa, segredo de que tem ciência em razão de função, ministério, ofício ou profissão, e cuja revelação possa produzir dano a outrem". Em caso de quebra do sigilo, o mesmo Código estabelece a pena de detenção de 3 três meses a um ano ou multa pecuniária.

A fim de preservar o sigilo médico, o Código Civil Brasileiro assevera, em seu artigo 144, que "ninguém pode ser obrigado a depor de fatos a cujo respeito, por estado ou profissão, deva guardar segredo".

A esse respeito, o Código de Ética Médica[3] é bastante explícito, e logo em seus "Princípios Fundamentais" (Art. XI) diz: "O médico guardará sigilo a respeito das informações de que detenha conhecimento no desempenho de suas funções, com exceção dos casos previstos em lei." O Quadro 5.1 apresenta informações sobre a doutrina do segredo médico.

Quadro 5.1 Doutrina do segredo médico

- Doutrina
  - Segredo médico é o dever e o direito que tem o médico de silenciar a respeito de fatos de que teve ciência em virtude de sua profissão (Flamínio Fávero)
  - Preceito hipocrático: "Juro… O que no exercício ou fora do exercício e no comércio da vida, eu vir ou ouvir que não seja necessário revelar, conservarei como segredo"
  - CP (art. 154): "revelar alguém, sem justa causa, segredo de que tem ciência em razão de função, ministério, ofício ou profissão, e cuja revelação possa produzir dano a outrem"
  - CC (art. 144): "ninguém pode ser obrigado a depor de fatos a cujo respeito, por estado ou profissão, deva guardar segredo"

A confiança no médico, por parte dos pacientes, nasce em primeiro lugar pela certeza de que segredos jamais serão revelados. Engelhardt Jr.[4] afirma com muita propriedade que "a fábrica dos cuidados de saúde é sustentada pela confiança. Os pacientes entregam seus corpos e mentes aos médicos, e os médicos tratam de seus pacientes em todos os momentos de vulnerabilidade de suas vidas, da cópula ao nascimento, da doença à morte. Para conseguir um tratamento adequado para os problemas dos pacientes, os médicos necessitam saber o que os preocupa e como eles entendem seus próprios problemas. Como resultado, um contrato de confidencialidade é estabelecido entre os médico e o paciente desde os primórdios da medicina". Do mesmo modo, como dizia Flamínio Fávero,[5] "o segredo médico, do ponto de vista moral e social, é o verdadeiro estalão por que se mede a correspondência da confiança que a sociedade deposita na classe médica ... É o esteio, é a coluna mestra de toda deontologia médica".

Como se vê, "confiança" é a palavra-chave quando se trata de sigilo médico. Seja a confiança que a sociedade deposita na classe médica, seja a confiança que o indivíduo-paciente deposita em seu médico. Confiança na segurança do profissional médico como fiel depositário de suas confissões mais íntimas.

Nesse sentido, Fávero[5] classifica a classe médica, no que concerne a informações recebidas, como aquela formada por "confidentes necessários", ou seja, os médicos se tornam confidentes não por escolha própria dos pacientes, mas, sim, impostos pelas circunstâncias especiais vividas pelos enfermos, os quais, inclusive, não desfrutam da liberdade de escolher a quem confiar seus segredos. Afirma o velho mestre: "Profissão irrecusável como é a medicina, inspiram seus cultores confiança aos clientes, ainda quando desconhecidos, pelo simples motivo de sua investidura profissional. ... A confiança então não é pessoal, mas da classe que representam".

A esse respeito, acrescenta Afrânio Peixoto:[6] "O segredo médico e sua defesa, pela cominações penais à infração têm os seguintes fundamentos:

1. Interesse do doente nos segredos de seus males;
2. Interesse do médico em servir à própria causa, servindo ao interesse do doente;
3. Interesse da sociedade em proteger esses interesses, de mútuo acordo, salvo quando interesses maiores, coletivos, estiverem em jogo e

forem lesados pelo segredo profissional". E continua: "A regra, pois, inicial, é o preceito hipocrático: *primum non nocere*. Se dois interesses, o do indivíduo e o da sociedade, entrarem em conflito, o dever é de sacrificar um deles, o menor, para evitar mal maior. Nos casos comuns a lei, que é a ética sancionada, previu e determinou. Nos outros não explícitos, em que é dubitativo o critério, são de atender estes preceitos básicos. Não haverá nunca uma traição aos interesses do indivíduo, se todos os indivíduos souberem antecipadamente, como devem, que, no caso de oposição entre o seu direito e o direito da sociedade, este prima forçosamente".

Vê-se que desde essa época a doutrina do segredo absoluto vinha sendo questionada. Oscar Freire, *apud* Flamínio Fávero,[5] lembrava em suas aulas de deontologia médica, existirem três escolas doutrinárias em matéria de segredo médico: absolutista, abolicionista e intermediária. A escola absolutista, liderada por Brouardel, preconizava que o segredo médico deve existir sempre, em todas as situações da vida prática, ainda que, à sua sombra, inocentes fossem condenados e criminosos, protegidos. A escola abolicionista, por sua vez, defendida por Charles Valentino desde 1903, pregava a completa abolição do dever de segredo, considerando-o uma "desonestidade efetuada por dois cúmplices: o doente e o médico". Tal doutrina, obviamente, pelo menos em público, não granjeou um grande número de adeptos.

Por fim, entre posições extremadas surgiu a escola intermediária. Para os adeptos dessa doutrina, que, diga-se, vige nos dias atuais, o segredo médico deve existir, sendo de absoluta necessidade para a própria coletividade. No entanto, casos há (como afirmava Afrânio Peixoto) que a própria sociedade requer sua abolição – por exemplo, naqueles casos em que a guarda do segredo médico importar mal maior para terceiros, ou afetar a vida ou lesar direitos de outrem. Nesse particular, nas palavras de Nascimento Silva (*apud* Flamínio Fávero[5]), "a sua revelação dirime a criminalidade e justifica o crime". O Quadro 5.2 apresenta as escolas doutrinárias em relação ao segredo médico.

É essa, sem dúvida, a melhor escola a ser seguida e a que foi adotada tanto pelo Código Penal ("revelar alguém, sem justa causa…") quanto pelo próprio Código de Ética Médica (Capítulo IX, art. 73), que dita: "É vedado ao Médico revelar fato de que tenha conhecimento em virtude do exercício de sua

> ## Quadro 5.2 Escolas doutrinárias e segredo médico.
>
> - Escolas doutrinatárias (Oscar Freire)
> - Escola absolutista
>   - □ O segredo deve existir sempre
> - Escola abolicionista
>   - □ Charles Valentino
> - Escola intermediária ou eclética
>   - □ Nascimento Silva: "se a guarda do segredo médico importar mal maior para terceiros ou afetar a vida ou lesar direitos de outrem, a sua revelação dirime a criminalidade e justifica o crime"

profissão, salvo por motivo justo, dever legal ou consentimento, por escrito, do paciente". E aduz ainda (parágrafo único): "Permanece essa proibição:

a. Mesmo que o fato seja de conhecimento público ou o paciente tenha falecido;

b. Quando de seu depoimento como testemunha. Nessa hipótese, o médico comparecerá perante a autoridade e declarará seu impedimento (protegido pelo art. 144 do Código Civil, conforme dito anteriormente);

c. Na investigação de suspeita de crime, o médico estará impedido de revelar segredo que possa expor o paciente a processo penal".

Como se vê, não cabe ao médico resguardar segredo em todas as condições, posto que o interesse social e coletivo se sobrepõe a interesses individuais ou eminentemente corporativos. Mas, sem dúvida, deve haver parcimônia na revelação do segredo, e esse ato deve ser postergado à última das possibilidades em qualquer situação.

E nem poderia ser diferente, já que o direito ao sigilo médico envolve o direito do paciente não só à confidencialidade de suas revelações, como também o direito à privacidade. Conforme explicam Beauchamp e Childress,[7] "ao conceder a outras pessoas acesso à nossa história ou ao nosso corpo, necessariamente perdemos, em alguma medida, nossa privacidade, mas, por outro lado, também mantemos, em princípio, algum controle sobre as informações geradas a nosso respeito, ao menos em contextos terapêuticos e diagnósticos e em pesquisas. Os médicos não podem, por exemplo, fornecer a uma companhia de seguros ou a um possível empregador informações sobre pacientes sem sua autorização. Quando outros têm acesso a informações restritas sem nosso consentimento, às vezes dizemos que seu acesso infringe nosso direito de confidencialidade e, outras vezes, que infringe nosso direito a privacidade".

Em termos mais explícitos, a violação ao direito à confidencialidade ocorre quando o paciente X revela em confiança uma informação ao médico Y, e este não protege a informação ou deliberadamente revela essa informação a uma terceira pessoa, sem o consentimento do paciente X. De outro lado, o direito à privacidade de um paciente é violado quando alguém, sem autorização vasculha os dados contidos em um prontuário médico, seja na clínica privada seja em um hospital geral.

Apenas como adendo, é necessário lembrar que não se encontram sujeitas às regras do sigilo médico as informações obtidas durante uma perícia médico-legal. O perito é sempre um auxiliar da Justiça e a ela tem o dever de isenção. Ao perito é sempre solicitada uma opinião técnica a respeito de determinado fato médico, e não há como exercer seu ofício de forma isenta sem expor em seu laudo ou parecer os fatos médicos que o levaram a determinada conclusão. Assim o sigilo não se coaduna de forma alguma com a atividade pericial – mesmo nos casos em que um processo corra sob "segredo de justiça", o segredo aqui referido não afeta aos magistrados, promotores ou defensores. O laudo pericial, no mais das vezes é público, e, em assim sendo, prescinde obviamente do sigilo profissional. Isso não quer dizer que o médico na função de perito está livre para alardear aos quatro ventos fatos relativos ao periciado. Ao médico, perito ou não, a sociedade exige sempre discrição, conduta séria, sem os inconvenientes da publicidade desnecessária de determinados fatos.

Em resumo e em regra, há apenas três possibilidades, perante a lei e o Código de Ética Médica, de quebra do sigilo médico, a saber:

1. Autorização expressa e por escrito do paciente;
2. Justa causa; e
3. Dever legal (aqui entendido como os casos de doenças de notificação compulsória).

Genival Veloso de França,[8] ademais, enumera algumas outras exceções, tais como "quando se tratar de declarações de nascimento; nos acidentes de trabalho; nos atestados de óbito; quando se tratar de fatos delituosos previstos em lei, cuja ação não dependa de representação e a comunicação não exponha o paciente a procedimento criminal; nas perícias e pareceres médico-legais" e também quando se tratar de casos de violência contra a criança e contra os idosos, posto que também se tornam de notificação compulsória.

Moralidade e Segredo Médico

De modo geral, os parâmetros morais que regem o segredo médico são aquele preconizado pelo pensamento hipocrático, de haver a preservação do sigilo quando no exercício profissional. No entanto, atualmente a doutrina a respeito do segredo médico contempla a versão francesa (da Faculdade de Montpellier, também adotada por Nascimento Silva) do Juramento de Hipócrates – "calarei o que não haja necessidade de ser divulgado" – deixando assim a possibilidade de divulgação nos casos de necessidade, ou seja, de justa causa, ou, no dizer de Flamínio Fávero,[5] "sempre que de sua guarda sobrevenha algum mal que seja maior do que a própria quebra do segredo". Essa formulação, que não se sobrepõe à determinação legal, portanto, respalda sua moralidade inclusive no pensamento hipocrático, o qual não prevê segredo absoluto e, ele mesmo, impõe restrições e limites à regra do sigilo médico.

Por outro lado, acreditam alguns que a simples liberação por parte do paciente é suficiente para a quebra do segredo. Assim não entendemos. Pondera Flamínio Fávero que costumeiramente o doente não está de posse da "verdade completa a respeito do seu estado mórbido", desconhece muito daquilo que o médico descobriu ao examiná-lo, de modo que, sem total consciência de seu estado, irá liberar o médico a falar mais do que o devido. Em determinadas circunstâncias pode ser necessário e de interesse à família do paciente, à coletividade ou mesmo ao próprio médico que o fato permaneça secreto, "evitando assim um mal maior". É de se entender também que o segredo, embora pertencente ao paciente, não só a ele pertence – e sua revelação ou preservação é uma decisão também moral que o médico se obriga a tomar e a decidir pela escolha correta no momento apropriado.

Deve o médico, portanto, quando houver de decidir pela manutenção ou quebra dos segredos a ele confiados no exercício de sua profissão, levar em consideração a demanda pública e social, como imperativo de preservação do interesse coletivo – e não apenas o equilíbrio e o renome da Medicina ou de si mesmo. Há de pensar sempre de forma altruísta, de sorte que o altruísmo é um dos atributos inalienáveis do ofício médico.

Componentes do Crime de Revelação do Segredo Médico

O crime de revelação do segredo médico exige alguns pré-requisitos para sua tipificação penal, segundo Flamínio Fávero,[5] quais sejam:

1. O fato da revelação: revelar o segredo, podendo ser em público ou para uma única pessoa;

2. O fato ser secreto: deve ser de natureza confidencial, seja de ordem médica (diagnóstico, prognóstico, terapêutico), de ordem extra-médica (condições e circunstâncias de uma lesão ou morte) e até, como ensinava Oscar Freire, fatos descobertos acidentalmente no exercício do ofício, mesmo que de outra ordem que não médica ou correlata;

3. O exercício profissional: outro elemento indispensável para a carac-terização do crime. É necessário que o conhecimento do fato tenha sido advindo do exercício da profissão, ainda que o doente não lhe exija segredo, posto que está implícita na relação médico-paciente a manutenção do sigilo. Não se pode confundir, entretanto, a condi-ção do médico no exercício de sua profissão com o médico-cidadão comum. Este último não se obriga de modo algum ao sigilo de fa-tos de que obteve conhecimento em circunstâncias outras que não a consulta médica, por exemplo. Por outro lado, como ensina Fla-mínio Fávero, a obrigação do sigilo também atinge aos médicos em conferência, na publicação de artigos científicos ou atuando como assistentes de outros colegas. Afeta do mesmo modo os estudantes de medicina, os auxiliares, parteiras, enfermeiros etc. E, para Os-car Freire, até mesmo aqueles que se dedicam ao exercício ilegal da

medicina, bem como os curandeiros, deveriam se dobrar às regras do sigilo.

4. A revelação intencional, ou seja, a existência de dolo: em caso contrário, não é possível configurar o crime. É o caso se um médico involuntariamente contribui para a quebra do sigilo quando fichas clínicas ou prontuários médicos são extraviados ou furtados, ou quando outrem lê o conteúdo de uma ficha esquecida sobre a mesa de consulta. Aí não se vê dolo, nem mesmo culpa, mas tão somente um acidente.

5. Inexistência de justa causa: a impossibilidade de o segredo em questão causar dano a terceiros, ou afligir os interesses sociais, e portanto sua revelação seja de todo injustificada, ainda que por quaisquer malabarismos verbais se tente provar o contrário, é o quinto elemento essencial para a caracterização do crime.

6. Possibilidade de causar dano a outrem: é de saber aqui que o dano provocado pela quebra de sigilo não só deve ser entendido do ponto de vista material como também do ponto de vista moral, por atingir a honra da família ou do próprio paciente. Mesmo que o fato já seja de domínio público, frisa Flamínio Fávero, nem assim há de se justificar ao médico sua confirmação. Pelo menos moralmente essa hipótese não é cabível, já que "o fato secreto somente será tido como provado quando haja confirmação da parte de quem sabe de sua existência".

Na prática médica atual, o segredo médico pode ser violado de diversas formas e maneiras. Na era da informação, em um mundo globalizado, conectado por via digital e onde existe a busca sôfrega de uma celebridade efêmera, praticamente todos os dias se veem o sigilo e a confidencialidade rompidos sem o menor pudor. É o caso das famosas "notas hospitalares", que fornecem ao público detalhes de procedimentos cirúrgicos e/ou clínicos – mormente quando o paciente é alguma celebridade na mídia. Nem sempre, nesses casos, existe o consentimento expresso e por escrito do paciente para que a revelação seja feita ao público, e ainda assim a imprensa espera sofregamente pela "nota" fornecida pelo hospital ou redigida pelos médicos responsáveis pelo tratamento.

No chamado "mundo das redes sociais", a mais famosa delas o Facebook, não é incomum encontrarmos nas páginas de alguns médicos menções (acompanhadas de detalhes terapêuticos e fotografias) a pacientes célebres sob seu tratamento.

Os chamados "prontuários eletrônicos", que se tornaram tendência mundial e devem em pouco tempo ocupar o lugar dos velhos prontuários em papel, também merecem cuidado especial – a fim de que pessoas não autorizadas não venham a ter acesso a dados sigilosos dos pacientes.

Por fim, em sua forma mais comezinha, muitas vezes o sigilo médico é quebrado em uma simples "visita à beira do leito" de pacientes internados em enfermarias de hospitais-escola. Nessa hora, detalhes da doença de cada paciente são discutidos por mestres e alunos na frente de todos os outros pacientes que ocupam a mesma enfermaria. Afortunadamente, esse hábito, arraigado por muitos anos entre a comunidade médica, e que envolve uma óbvia quebra do sigilo médico, vem sendo substituído pela discussão dos casos em ambiente privado, que não as enfermarias.

Referências Bibliográficas

1. Gillon R. Philosophical Medical Ethics. London: John Wiley & Sons, 1986, p. 106.
2. Vaughn L. Bioethics – Principles, Issues, and Cases. New York: Oxford University Press, 2010, p. 108-109.
3. Código de Ética Médica. São Paulo: Cremesp, 2009, p. 9.
4. Engelhardt Jr., HT. The Foundations of Bioethics. 2nd ed. New York: Oxford University Press, 1996, p. 337.
5. Fávero F. Medicina Legal. 3º V. 4ª ed. São Paulo: Livraria Martins Editora, 1972, p. 52.
6. Peixoto A. Medicina Legal. Rio de Janeiro: Livraria Francisco Alves, 1938, p. 389-390.
7. Beauchamp T, Childress J. Princípios de Ética Biomédica. São Paulo: Edições Loyola, 1994, p. 453.
8. França GV. Direito Médico. 6ª ed. São Paulo: Fundo Editorial BYK, 1994, p. 143.

Parte III

Noções de Bioética

6. Introdução à Bioética, 105

Bioética – Conceitos, 106

Bioética – Um Pouco de História, 108

Relatório Belmont e o Principialismo, 115

Caso Karen Ann Quinlan, 120

Bioética Clínica – Métodos de Análise, 122

A Tradição da Prática Médica, 123

O Método Principialista, 126

Método de Deliberação, 129

O Método da Casuística (Raciocínio Moral Baseado em Casos), 131

O Método dos Quatro Tópicos, 134

7. Ética no Fim da Vida, 141

Matar e Deixar Morrer, 144

O Testamento Vital ou Diretrizes Antecipadas de Vontade, 144

Considerações Finais, 147

Introdução à Bioética 6

Durante séculos de prática médica, as atitudes dos médicos em sua relação com os pacientes foram balizadas por normas de conduta estabelecidas em códigos deontológicos. Esses códigos, determinando o que é certo ou errado na atuação médica, não perderam sua validade é óbvio, mas são incapazes de fornecerem respostas para todas as situações de conflito que surgem na vida diária do profissional de saúde – onde nem sempre só existe aquilo que é certo ou o que é errado. Muitas vezes é necessário trafegar por uma região acinzentada, fora da dicotomia preto/branco, sendo preciso que se tenha por objetivo o equilíbrio, o consenso, o meio-termo entre posições antagônicas. Além disso, é preciso salientar que na prática dos profissionais de saúde existem outros personagens envolvidos que não apenas médico e paciente – como também enfermeiros, psicólogos, nutricionistas, fisioterapeutas, enfim, uma equipe multidisciplinar envolvida em conjunto nessa função de promover a saúde do paciente – e, não menos importante, os familiares dos pacientes, muitas vezes movidos por emoções e interesses que requerem análise cuidadosa por parte de quem tem o papel de cuidar e agir em benefício máximo do paciente.

É nesse contexto que a Bioética surge, como elemento catalisador de outras opções de conduta que não apenas aquelas estabelecidas em códigos deontológicos fechados, mas levando em conta todas as possibilidades de ação existentes para um determinado conflito. Mas o que seria então a Bioética? Quais seus objetivos, que questões aborda? Trata-se de uma disciplina independente? Que métodos utiliza? São essas perguntas que tentaremos responder adiante.

Bioética – Conceitos

Reich define Bioética como "um termo composto derivado da palavra grega *bios* (vida) e *éthos* (ética), que pode ser definido como um estudo sistemático das dimensões morais – incluindo visão moral, decisões, condutas e políticas – das ciências da vida e dos cuidados de saúde, empregando uma variedade de métodos em ética em um cenário multidisciplinar. As dimensões morais examinadas pela Bioética estão em constante evolução, mas elas tendem a focalizar em várias questões relevantes. Qual é ou qual deve ser a visão moral de um indivíduo ou de uma sociedade? Que tipo de pessoa, ou que tipo de sociedade devemos ser? O que devemos fazer em situações específicas? Como podemos viver harmoniosamente?[1]

Para Marco Segre, "Bioética é a parte da Ética, ramo da filosofia, que enfoca as questões referentes à vida humana (e, portanto, à saúde). A Bioética, tendo a vida como objeto de estudo, trata também da morte (inerente à vida)". O mesmo autor ainda subdivide a Bioética de acordo com seu campo de interesse em *Macrobioética* (abordando matérias como a Ecologia, visando à preservação da espécie humana no planeta, ou a Medicina Sanitária, dirigida para a saúde de determinadas comunidades ou populações, e a *Microbioética*, voltada basicamente para o relacionamento entre os profissionais de saúde e os pacientes, e entre as instituições (governamentais ou privadas), os próprios pacientes, e, ainda, no interesse deles, destas com relação aos profissionais de saúde.[2]

Para outros autores, como Didier Sicard, a Bioética como ramo da filosofia moral aborda o questionamento existencial e ontológico da relação dos seres humanos com a vida.[3] Marchionni, por sua vez, conceitua de forma literal Bioética como "ética da vida e indica a conduta humana nas ciências da vida".[4] Lewis Vaughn tem uma visão mais pragmática ao conceituar Bioética. Para ele,

"Bioética é ética aplicada com foco nos cuidados de saúde, nas ciências médicas e nas tecnologias aplicadas à medicina" – refletindo a postura que passou a vigorar nos Estados Unidos a partir dos anos 1980 em relação à Bioética. O autor ainda afirma que a disciplina "busca respostas para questões éticas difíceis: o aborto é moralmente permissível? Uma mulher possui justificativa moral para fazer um aborto se testes genéticos pré-natais revelarem que o feto possui alguma malformação? Podem as pessoas selecionar embriões de acordo com o sexo? Embriões humanos podem ser utilizados em pesquisas clínicas? Deve-se proibir a clonagem humana? Médicos devem sempre falar a verdade para seus pacientes? Recém-nascidos com malformações severas devem receber tratamento para prolongar a vida ou deve-se deixá-los morrer?"[5] O Quadro 6.1 apresenta um resumo sobre o foco da bioética.

Somente por essas conceituações, elaboradas por autores brasileiros e estrangeiros, pode-se ver que não há um consenso absoluto do que seja Bioética. Em todos os casos, todos os autores estão parcialmente corretos – o que nos leva à conclusão de que a Bioética é muito mais uma composição de todas essas visões do que um conceito fechado em si mesmo. Neste ponto, vale a pena citar literalmente a posição defendida por Segre e Cohen, por expressar, em nosso modo de ver, uma conjunção coerente dos pontos de vista expressos pelos autores citados anteriormente. Dizem eles: "Inserida no contexto mais abrangente da Ética, assim como nós a concebemos, vemos que a Bioética deve ser livre, considerando o mérito de cada uma das questões inerentes à vida e à saúde humanas, valendo-se de metodologia psicanalítica e posicionando-se altaneiramente face aos avanços das ciências biomédicas. Está claro que, por ser basicamente livre, é inadmissível o estabelecimento de uma doutrina bioética,

Quadro 6.1 Foco da Bioética

Bioética
- Foco em algumas questões:
  - O que é visão moral?
  - Que tipo de pessoa ou de sociedade devemos ser?
  - O que devemos fazer em situações específicas?
  - Como podemos conviver de forma harmoniosa?

válida para determinados grupos sociais, comunidades, nações ou conjunto de países. O que ora se propõe é uma estratégia de abordagem, esta sim podendo ser comum, dos problemas inerentes à vida e à saúde humanas".[2]

Mais adiante neste capítulo trataremos de expor algumas "estratégias de abordagem" dos problemas éticos/bioéticos, as quais denominaremos "Bioética Clínica - Métodos em Bioética". A nosso ver, entretanto, de imediato cabe reparo à citação de "valendo-se de metodologia psicanalítica" – afirmação que, a nosso ver, limita as estratégias de abordagens referidas – circunscrevendo-as a um círculo restrito de ideias (que porventura podem ser corretas, porém não são as únicas). Seria mais correto e coerente, em nosso entendimento, dizer: "valendo-se de metodologia inerente à filosofia em um contexto multidisciplinar" –, o que torna os métodos de análise em bioética mais amplos e, por consequência, mais livres, ao considerar "o mérito de cada uma das questões inerentes à vida e à saúde humanas".

> *"Bioética é, definitivamente, campo de ação e de interação de profissionais e estudiosos oriundos das mais diversificadas áreas do conhecimento humano" – Marco Segre & Cláudio Cohen, Bioética, p.29.*

Bioética – Um Pouco de História

Em termos históricos, Jonsen afirma que a palavra Bioética foi inventada no final dos anos 1960 para "designar uma visão do mundo no qual os avanços científicos estavam ligados a valores humanos e ambientais".[6] "Pelo final dos anos 1970, Bioética passou a descrever mais que uma visão: já designava uma nova disciplina com literatura própria e toda a panóplia de cursos e congressos que as disciplinas acadêmicas engendram." Nesse aspecto, em termos epistemológicos, o próprio Reich é taxativo em afirmar: "se a Bioética veio a se tornar uma disciplina completa, ainda restam controvérsias. Pode ser, sem dúvida, chamada de disciplina de acordo com o sentido mínimo encontrado nos dicionários como 'campo de conhecimento'. Outros podem denominá-la no sentido pleno da palavra, isto é, possuindo seu próprio campo de interesse, métodos próprios, corpo de literatura exclusivo, padrões de conduta para seus profissionais etc. Estas considerações indicam que a Bioética começa a apresentar todas as características de uma disciplina acadêmica".[1]

Disciplina completa ou não, como bem afirma Carol Levine, a história definitiva da Bioética ainda está por ser escrita. Isso não surpreende, diz a autora, "porque a Bioética, em sua encarnação moderna americana, tem apenas 50 anos de idade".[7] De início, podemos afirmar que a história "provisória" da Bioética está mais ou menos definida. Conforme Levine, para narrá-la devemos, antes, escolher dois caminhos: "a origem do termo e a origem do campo de atuação". Para a autora, o termo "bioética" nasceu duas vezes em dois locais diferentes, em Wisconsin e em Washington DC. Influenciado pelo trabalho do eticista ambiental e conservacionista Aldo Leopold, o oncologista Van Rensseler Potter, da Universidade de Wisconsin, publicou um artigo em 1970 chamado "Bioética, a ciência da sobrevivência". Nesse artigo ele propunha a "bioética" como um movimento global integrando preocupações com o meio ambiente e a ética. Potter estendeu essa visão em seu livro *Bioética: Uma Ponte para o Futuro*, no qual propugnava um elo entre a Ciência e a área de humanidades. Anos depois, percebeu um novo direcionamento do foco principal da bioética, relacionando-o ao uso das novas tecnologias e a genética, e modificou seu termo original, passando a denominá-lo "bioética global".[7]

De outro lado, sem usar o termo "bioética", Hans Jonas, um filósofo alemão no exílio, que lecionava na New School for Social Research, dedicava-se aos mesmos problemas em suas pesquisas filosóficas, especialmente ao que denominou (parafraseando seu conterrâneo Immanuel Kant) "imperativo de responsabilidade", dos homens para com a conservação do planeta em prol das futuras gerações.[8]

Peter Whitehouse, aluno e discípulo de Potter, ressalta: "A formulação original de Bioética por Van Rensselaer Potter incluía um profundo compromisso com o futuro do mundo". As preocupações de Potter foram dominantes no interior da Bioética em seus primeiros anos, derivando depois para controvérsias ligadas à manipulação genética de alimentos e outros problemas ambientais, expandindo, como dissemos anteriormente, seu foco de observação de forma mais global.[7]Ainda em 1970, Sargent Shriver, marido de Eunice Kennedy Shriver, trouxe o termo "bioética" para discussões travadas com André Hellegers, médico holandês e também teólogo, e outros companheiros – discussões essas que levaram à criação de um instituto ligado à Universidade

Georgetown, o qual deveria tratar da aplicação de filosofia moral aos dilemas surgidos na prática médica. Essas discussões levaram à criação, em 1971, do Joseph and Rose Kennedy Center for the Study of Human Reproduction and Bioethics, atualmente conhecido como Kennedy Institute of Ethics. Embora o termo "bioética" utilizado por Potter tenha sido o primeiro a ser publicado, foi verdadeiramente a utilização do termo pelo Instituto Kennedy, focalizado na área médica e com uma base institucional ampla para a discussão acadêmica, que acabou sendo predominante na área.

E, de que modo surgiu a Bioética como um campo de investigações (ou mesmo como um campo de ação, como querem Segre e Cohen)? Em uma das versões conhecidas, a Bioética no pensamento ocidental começa com o *corpus* hipocrático. Em outra versão, ela teria início com o seminal *Medical Ethics*, livro de 1803 escrito pelo médico britânico Sir Thomas Percival, que dá origem a um esboço de código de ética entre os países anglo--saxões e que influenciou o primeiro Código de Ética da Associação Médica Americana, quase 50 anos depois de sua publicação. Os antigos códigos de ética médica, vale notar, endereçavam sua atenção (embora não de forma exclusiva) aos aspectos normativos da medicina e às obrigações mútuas entre aqueles que exerciam a prática médica. De qualquer modo, ambos os textos (de Hipócrates e de Percival) elaboram uma teoria ética baseada nos deveres do médico e centrada principalmente na obrigação de agir sempre em benefício do paciente, sem causar-lhe malefícios. Essa teoria é a base central de toda a deontologia médica.

Quando nos voltamos para a Bioética como campo de investigações em território americano, segundo Levine, as histórias de sua criação podem ser resumidas em palavras como "Nuremberg", "Tuskegee", "Willowbrook", "Belmont Report" e outras. Todas essas são parte da história da Bioética, mas não formam um todo. Com sua crença fundacional baseada no respeito ao princípio da autonomia (diferentemente dos textos hipocráticos ou de Thomas Percival), os primeiros passos da Bioética foram dados por um elenco eminentemente americano. Entretanto, contra o que chamou de "imperialismo bioético americano", Moreno cita a experiência da República alemã de Weimar, no início dos anos 1930, quando alguns médicos germânicos criaram um periódico denominado *Ética*, a fim de discutir várias teorias sobre eugenismo, que naquela época era a ideia dominante da filosofia social médica.[9] O autor enfatiza como as ideias veiculadas nesse periódico penetraram na argumentação do partido nazista a favor da purificação racial e podem ser o exemplo de um movimento intelectual rumo ao desastre.

Por outro lado, Hanauske-Abel interpreta essa situação de modo diferente. Antes de ver a comunidade médica germânica como "vítima das circunstâncias", ele argumenta que essa mesma comunidade seguiu seu próprio caminho. As organizações médicas alemãs, voluntariamente, colocaram seus conhecimentos e a lealdade de seus profissionais a serviço do Estado. Em um pequeno período em 1933, médicos alemães, em alguns aspectos, até mesmo ultrapassaram o regime nazista na realização entusiástica de esterilizações eugênicas.[10] Ademais, em 1931, uma lei federal alemã havia sido aprovada especificando claramente as obrigações dos médicos e os direitos dos pacientes na pesquisa médica, havendo, portanto, por parte dos médicos, uma clara violação da lei vigente àquela época. Essa lei, ainda mais restritiva em alguns aspectos que o próprio Código de Nuremberg promulgado após o julgamento dos médicos alemães em 1947, não foi obedecida pelo nazismo. Nunca é demais lembrar que durante o nazismo os médicos alemães perpetraram os mais cruéis e abjetos abusos jamais cometidos pela profissão médica. Como afirma Levine, se uma digressão como essa serve para alguma coisa é para demonstrar que "a ética médica está inextricavelmente ligada às forças políticas e sociais de seu tempo e lugar". (A esse respeito, veja o capítulo acerca da "teoria do consenso moral").

No Ocidente, a Bioética como campo de investigação emerge no final dos anos 1950 e começo dos anos 1960– uma época turbulenta, na qual diversas formas de autoridade e autoritarismo de diversas extrações (familiares, acadêmicas, políticas, médicas e militares) foram desafiadas. Nessa outra versão histórica, mudanças sociais como o Concílio Vaticano II, com seu apelo à modernização da Igreja Católica; a Guerra do Vietnã e seus opositores; os *campi* universitários transformados em campos de batalha; a pílula anticoncepional, que proporcionou à mulher controle acerca da reprodução; os movimentos americanos pelos direitos civis; os direitos das mulheres, das minorias sexuais, ao aborto, os direitos dos animais e outros, engendraram um caldo de cultura propício ao crescimento de novas ideias e ideais (incluindo a Bioética) em diversas áreas da sociedade.

Esse também foi um período de grandes avanços da ciência, oferecendo novas possibilidades no controle da reprodução, modificações de comportamento e no entendimento dos mecanismos genéticos. "Pessoas que, até há pouco, morriam passaram a ser mantidas vivas por novos métodos e máquinas de prolongamento da vida, não só por alimentação parenteral como também por máquinas de diálise e de ventilação mecânica. Bebês extremamente prematuros podiam ser mantidos vivos, a despeito de graves problemas de saúde. Decisões acerca da disponibilização das poucas máquinas de diálise existentes passaram a ser necessárias. Os transplantes de órgãos se tornaram viáveis, se houvesse órgãos para transplante em número suficiente. Tantas dessas invenções se tornaram tão comuns e tão facilmente aceitas, e em alguns casos tão mal utilizadas, que vale a pena lembrar que elas nem sempre existiram", afirma Levine. Decisões prementes, que são o cerne da moderna Bioética, nada mais são que consequência da tecnologia moderna introduzida afoitamente e sem premeditação em nossas vidas. Nesse "admirável mundo novo", muitos médicos assumem (como sempre fizeram durante séculos) que eles são os únicos que estão aptos a tomar decisões. Contra esse pano de fundo, era inevitável que os próprios pacientes passassem a desafiar a autoridade dos médicos. Hoje, com a globalização e novas formas de comunicação como a Internet, o que era inevitável tornou-se absolutamente comum e corriqueiro.

Desse modo, a decisão compartilhada é um ideal atualíssimo – especialmente devido ao acesso do paciente a informações de qualidade variada. Mas, quando a Bioética surgiu, os médicos detinham o mais absoluto controle das informações e das decisões a serem tomadas. O movimento feminista dos anos 1960 e 1970, relembra Levine, "foi a primeira trincheira de ataque ao modelo patriarcal e autoritário vigente".[7] Nos "bons tempos dos anos 50", diz a autora, "os médicos frequentemente executavam mastectomias em tempo único – biópsias de mama seguidas imediatamente de cirurgia radical – sem o conhecimento ou consentimento da paciente. Por que preocupar a pobrezinha, eles diziam, quando eu posso simplesmente explicar ao marido dela o que eu vou fazer? Nos Estados Unidos, no início dos anos 80, grupos feministas obtiveram sucesso na promulgação de leis que obrigam à obtenção de consentimento informado e oferecimento de opções terapêuticas no tratamento do câncer de mama. O direito de ser ouvida e ser encarada como um ser moral e político não era apenas uma gritaria histérica, mas, sim, o ponto crucial do movimento feminista".

Robert Veatch sempre foi defensor de uma ética baseada no paciente e não dominada pelos médicos. Não obstante, ou exatamente por conta disso, ele afirma que "o Juramento de Hipócrates possui sérias deficiências para lidar com a moralidade médica nos dias atuais".[11] E acrescenta: "A arrogância do profissional médico afirmando que ele ou ela (mais frequentemente 'ele') possui autoridade para decidir, mesmo contra o desejo do paciente, o que é melhor para esse paciente é algo moralmente indefensável. Os médicos decidiam não somente a continuidade de uma vida tortuosa mantida por aparelhos em um moribundo como sendo 'no melhor interesse do paciente', mas também a 'ordem do médico justificava a continuação dessa tortura. Essa ética parece errada, tão contrária a qualquer decência moral, que se tornou simplesmente natural desafiá-la em nome dos direitos dos pacientes".[12] É preciso lembrar que posturas absolutamente paternalistas como as citadas por Veatch, como afirmamos anteriormente, encontram justificação direta no Juramento de Hipócrates. O médico sempre decidia em "benefício" do paciente, o qual devia obedecê-lo porque ele, médico, era o detentor único do conhecimento. E é por isso que Veatch afirma: "Meu foco não é primariamente no significado e no conteúdo original do Juramento, como foi usado por uma ancestral e religiosamente pagã escola de médicos, onde quer que ela se encontrasse (referindo-se à Grécia de 2000 mil anos atrás), mas no uso do Juramento como codificação de normas morais para profissionais de saúde no mundo moderno".

Segundo Levine, todos que refletiram acerca desses tópicos – os fundadores da Bioética – ou eram teólogos, ou filósofos, ou médicos e cientistas com inclinações filosóficas.[7] Entre os médicos a autora cita nomes como Eric Cassel e Robert Morison; entre os cientistas, Rene Dubos e Ernst Mayr; e entre os não cientistas, nomes como Warren Reich (filósofo católico), K. Danner Clouser (o primeiro filósofo a ensinar ética em uma escola médica, na Pennsylvania State University) e Sam Gorovitz, um filósofo baseado na Case Western Reserve University. Entre teólogos proeminentes envolvidos com Bioética podemos citar William May, da Southern Methodist University, James Gustafson, da University of Chicago, Ralph Potter, da Harvard Divinity School, e Paul Ramsey, da Universidade Princeton, cujo livro *The Patient as Person* (1970) é "a grande afirmação do objetivo principal da medicina" – dando início aqui a uma luta sem trincheiras pelo respeito ao paciente como pessoa e, de forma indireta, em defesa de seu poder de tomar decisões de forma autônoma. Além disso, o livro levantava de forma crítica questões a respeito do consentimento livremente informado, transplante de órgãos e pesquisas realizadas com crianças. Conforme afirma Jonsen, "este trabalho tornou evidente que conceitos e métodos de disciplinas clássicas que estudavam a vida moral podiam ser muito úteis e cuidadosamente aplicados aos novos problemas" por ele apontados. "Filósofos, teólogos, advogados e sociólogos que criaram e usavam os conceitos e métodos citados migraram de suas disciplinas originais para um novo campo de conhecimento. Muitos foram empregados como professores de bioética em escolas médicas e também para participar de decisões clínicas, de comitês e de conselhos em hospitais ou em entidades governamentais".

Em 1969, continua Levine, "em Hastings-on-Hudson, Nova York, Daniel Callahan, filósofo e ex-editor do jornal liberal católico *Commmonweal* , e o psiquiatra Willard Gaylin, fundaram o Institute of Society, Ethics, and the Life Sciences, mais tarde denominado Hastings Center. Logo em seguida, institutos, centros, departamentos de ética médica e humanidades se espalharam pelos Estados Unidos. O Instituto Kennedy, já mencionado anteriormente, era formado por um grupo de estudiosos trabalhando e lecionando de forma mais ou menos independente. O Hastings Center tinha um modelo diferente: ele congregava grupos de pesquisadores (escolhidos entre estudiosos de outras partes do país) liderados por um membro do *staff* do centro. O Hastings Center escolheu o modelo de independência acadêmica, depois de considerar, e rejeitar, sua afiliação a alguma universidade.

Para Levine,[7] ex-membro do Hastings Center, estar ligado a alguma universidade trazia vantagens para os pioneiros da Bioética, tais como credibilidade, ajuda na parte administrativa e na obtenção de suporte financeiro para pesquisas, acesso às escolas médicas e aos hospitais. De outro lado, o mundo acadêmico colocava a bioética em um lugar isolado, dentro de sua "torre de marfim", submetendo-a a seus caprichos dentro da política universitária. Centros médicos ligados à universidade também possuíam sua administração própria e suas prioridades; integrar a bioética em um mundo dominado por médicos requeria habilidade para sobreviver nesse ambiente, nem sempre uma posição confortável para um não médico. As universidades acolheram a Bioética porque viram nela uma oportunidade de estar à frente da nova tendência, granjeando interesse do público e dos fundos governamentais de financiamento. Essa visão um tanto cética e irônica de Levine é compartilhada por muitos que estiveram à frente do movimento, como Veatch, Beauchamp e outros.

No entanto, uma vez que encontraram um "novo lar" nas universidades, os estudiosos da Bioética passaram a fazer o que é de praxe no meio acadêmico: juntaram-se em grupos, começaram a buscar financiamento para suas pesquisas, realizaram jornadas e congressos, procuraram novas formas de publicação de seus estudos. Novas revistas surgiram, como o *Journal of Medicine and Philosophy, Theoretical Medicine and Bioethics, Perspectives in Biology and Medicine*. A Sociedade pela Saúde e Valores Humanos foi fundada em 1970, com a colaboração da Protestant and Methodist United Ministries in Education, e com suporte financeiro do National Endowment for the Humanities e da Russel Sage Foundation. Edmund Pellegrino, médico, tornou-se o diretor do Institute on Human Values in Medicine, com foco no ensino da ética em escolas médicas. Em janeiro de 1998, a Sociedade pela Saúde e Valores Humanos juntou-se à American Society for Bioethics e à Society for Bioethics Consultation para formar a American Society for Bioethics and Humanities, que possui atualmente 1500 membros individuais e institucionais, e cujos arquivos estão depositados na University of Texas Medical Branch em Galveston. De início, os programas em bioética dependiam da generosidade de indivíduos (a família Kennedy) ou de fundações (Rockefeller, Russel Sage, Ford e outras). O suporte governamental veio da National Library of Medicine e do National Endowment for the Humanities. Não havia apoio de grandes corporações.

Os bioeticistas trouxeram para o discurso da Bioética conceitos e métodos que usavam em suas disciplinas originais, conforme dito anteriormente, mas raramente usados na longa tradição do *decorum* médico, da denontologia e da ética política. Conceitos como "autonomia" e "justiça" adentraram o vocabulário da ética médica; o direito à experimentação e à pesquisa com seres humanos; a questão da eutanásia e da suspensão dos meios de suporte à vida em pacientes terminais também passaram a ser examinados com maior acurácia. É possível dizer que a maior vitória conseguida por essa época foi a valorização da autonomia do paciente, em detrimento do paternalismo hipocrático, em que o médico era o detentor de todo saber e de todo poder de decisão sobre seu paciente, posto que agia em seu benefício e, portanto, não poderia jamais ser questionado.

Foi preciso que alguns eventos ocorressem ou fossem divulgados pela mídia para que essas questões deixassem o meio acadêmico e despertassem o interesse do grande público. Vejamos alguns deles a seguir.

O Relatório Belmont e o Principialismo

Nos primórdios da Bioética, houve eventos fundamentais que acabaram por deslocar o interesse pela nova disciplina do mundo acadêmico em direção aos políticos e à mídia. O primeiro deles foi uma série de audiências públicas no Congresso americano, convocadas pelo Senador Walter Mondale, ex-*fellow* do Hastings Center, em 1975, acerca de problemas detectados em experimentos com seres humanos – as quais resultaram na criação da National Commission for the Protection of Human Subjects of Biomedical and Behavioral Research, e também em uma comissão de ética em pesquisa para controlar as pesquisas financiadas pelo governo americano. A National Commission logo voltou suas atenções para alguns escândalos descobertos na área de pesquisas com seres humanos, desencadeados pelo artigo de Henry Beecher, publicado no *The New England Journal of Medicine* de 16 de junho de 1966, revelando experimentos antiéticos realizados nos Estados Unidos. A revelação, em 1972, acerca dos 40 anos de estudos sobre a evolução natural da sífilis, no condado de Tuskegee no Alabama, e a preocupação quanto à utilização de fetos e também de prisioneiros em outros experimentos também atraíram a atenção da National Commission. A Figura 6.1 reproduz o cabeçalho do artigo publicado por Henry Beecher.

Segundo Léo Pessini, o objetivo da comissão era "levar a cabo uma pesquisa e um estudo completo que identificassem os princípios éticos básicos que deveriam nortear a experimentação em seres humanos nas ciências do comportamento e na biomedicina".[13]

"Esta comissão demorou quatro anos para publicar o que ficou conhecido como Relatório Belmont (*Belmont Report*), por ter sido realizado no

The New England
Journal of Medicine

Copyright, 1966 by the Massachusetts Medical Society

Volume 274	JUNE 16, 1966	Number 24

Reprinted from pages 1354-1360.

SPECIAL ARTICLE
ETHICS AND CLINICAL RESEARCH*
HENRY K. BEECHER, M.D.†

BOSTON

Figura 6.1. Reprodução do cabeçalho do artigo publicado por Henry Beecher.

Centro de Convenções Belmont em Elkridge no Estado de Mariland. Nesse espaço de tempo, os membros da Comissão acharam oportuno publicar algumas recomendações a respeito de como enfocar e resolver os conflitos éticos levantados pelas ciências biomédicas. Para eles, os códigos, não obstante sua utilidade, não eram operativos, pois 'suas regras são frequentemente inadequadas em casos de situações complexas'. Além disso, os códigos apontam para a utilização de normas que em casos concretos podem conflitar, resultando na prática 'difíceis de interpretar e de aplicar'. É claro que a comissão dispunha de documentos, tais como o Código de Nuremberg (1947) e a Declaração de Helsinque (1964), entre outros, mas considerou o caminho apontado pelos códigos e declarações de difícil operacionalização.", afirma Pessini.[13] E continua: "Após quatro anos de trabalho, a Comissão propôs um método complementar, baseado na aceitação de que 'três princípios éticos mais globais deveriam prover as bases sobre as quais formular, criticar e interpretar algumas regras específicas'. A comissão reconhecia que outros princípios poderiam também ser relevantes, porém três foram identificados como fundamentais. Segundo Albert R. Jonsen, um dos 12 membros da comissão, após muita discussão fixaram-se três princípios por estarem 'profundamente enraizados nas tradições morais da civilização ocidental, implicados em muitos códigos e normas a respeito de experimentação humana que tinham sido publicados anteriormente e, além disso, refletiam as decisões dos membros da comissão que trabalhavam em questões particulares de pesquisa com fetos, crianças, prisioneiros e assim por diante." [13]

É de se notar que essa breve narrativa de Pessini traz à tona os primórdios do que se convencionou chamar de "Bioética Principialista" ou "Bioética baseada em princípios". Como ele mesmo diz, o Relatório Belmont, publicado em 1978, "tornou-se não somente a declaração principialista clássica para a ética ligada à pesquisa com seres humanos, mas também foi utilizado para a reflexão bioética em geral. Os três princípios identificados pelo Relatório Belmont foram: o respeito pelas pessoas (autonomia), a beneficência e a justiça".

Paranhos e colaboradores[14] explicam desta forma os três princípios iniciais do Relatório Belmont:

1. Respeito à pessoa: "incorpora pelo menos duas convicções éticas: primeiro, que indivíduos devem ser tratados como agentes autônomos, e, segundo, que pessoas com autonomia reduzida têm direito a proteção. O princípio do respeito às pessoas, portanto, divide-se em

duas obrigações morais: a obrigação de reconhecer a autonomia e a obrigação de proteger aqueles com autonomia reduzida";

2. Beneficência: "O termo 'beneficência' é geralmente entendido como incluindo atos de cortesia ou caridade que vão além da obrigação estrita. Neste documento, beneficência é entendida em sentido mais forte, como obrigação. Duas regras gerais foram formuladas como expressões complementares de ações beneficentes:

   - não cause dano, e

   - maximize os possíveis benefícios e minimize os riscos";

3. Justiça: "há diversas formulações, amplamente aceitas, de formas justas para distribuir benefícios e prejuízos. Tais formulações são:

   - a cada pessoa, uma porção igual;

   - a cada pessoa, conforme suas necessidades individuais;

   - a cada pessoa conforme seu esforço;

   - a cada pessoa conforme sua contribuição social;

   - a cada pessoa, conforme o mérito".

Inicialmente, o relatório não distinguia beneficência de não maleficência. Essa distinção somente será feita mais tarde por Tom Beauchamp e James Childress, em seu livro *Princípios de Ética Biomédica* (na sétima edição em 2013) – que terá enorme impacto na consolidação da reflexão bioética nos anos seguintes. Tanto Beauchamp (um utilitarista) quanto Childress (um deontologista) também fizeram parte da comissão que elaborou o Relatório Belmont. O Quadro 6.2 apresenta informações sobre o paradigma Bioética Principialista.

Segundo Pessini e Barchifontaine,[15] "os princípios éticos básicos, quer sejam os três do Relatório Belmont ou os quatro de Beauchamp e Childress, propiciaram aos estudiosos da ética algo que sua própria tradição acadêmico-disciplinar não lhes forneceu: um esquema claro para uma ética normativa que tinha de ser prática e produtiva. (…) os princípios deram destaque para as reflexões mais abrangentes, vagas e menos operacionais dos filósofos e teólogos da época. Em sua simplicidade e objetividade, forneceram uma linguagem para falar com um novo público, formado por médicos, enfermeiros e outros profissionais da área da saúde".

Quadro 6.2 Paradigma da Bioética Principialista

Bioética Principialista

- Paradigma principialista
  - Discurso ético orientado por princípios que pretendem oferecer um esquema teórico de moral para a identificação, análise e solução dos problemas morais enfrentados pela Medicina atual
- Obrigações morais:
  - Respeitar o desejo de pessoas competentes
  - Não provocar dano aos outros
  - Não matar ou tratar com crueldade
  - Obrigações de produzir benefícios para os outros
  - Obrigações de ponderar danos e benefícios (utilidade)
  - Obrigações de distribuir com equidade danos e benefícios

Na verdade, o chamado principialismo foi a teoria ética certa, colocada no lugar certo, no momento certo – por sua aparente praticidade e facilidade de uso. Para os primeiros bioeticistas, esse paradigma de análise era um meio-termo entre a aridez da metaética e a multiplicidade da ética teológica; o Relatório Belmont supria as necessidades de regulação das pesquisas realizadas em seres humanos; os profissionais da área da saúde foram introduzidos em dilemas éticos que sempre estiveram presentes mas com poucos modos de solução rápida; e, no dizer de Pessini e Barchifontaine, "o sucesso do modelo principialista é devido à sua adoção pelos clínicos. Os princípios deram a eles um vocabulário, categorias lógicas para percepções e sentimentos morais não verbalizados anteriormente, bem como meios para resolver os dilemas morais num determinado caso, no processo de compreensão das razões e tomada de decisão". O Quadro 6.3 apresenta um resumo dos princípios básicos e derivados da Bioética Principialista.

Os princípios (também denominados "Princípios de Georgetown"), inicialmente quatro, logo receberam um acréscimo, denominados "princípios derivados" mas intrinsecamente ligados aos outros quatro. Dentre esses

Guia de Bolso de Ética, Bioética e Deontologia Médica

Quadro 6.3 Princípios básicos e derivados da Bioética Principialista

Bioética principialista
- Princípios básicos
  - Autonomia das pessoas (consentimento informado)
  - Beneficiência ("fazer o bem")
  - Justiça (busca da equidade)
  - Não maleficência
  - Hipócrates: *primum non nocere*
- Princípios derivados
  - Fidelidade, veracidade, confidencialidade

---

princípios derivados, Beauchamp e Childress citam a obrigação de fidelidade, de veracidade e de manter a confidencialidade do paciente.

A Bioética Principialista logo seria questionado e posta em xeque, como reação de outros bioeticistas à sua "insuficiência para responder à abrangência e à pluralidade da bioética", conforme veremos mais adiante.

O Caso Karen Ann Quinlan

Outro evento importante que chamou a atenção do público para os bioeticistas e para a Bioética em si foi o caso Karen Ann Quinlan, uma jovem de New Jersey que em 1975 sofreu dano cerebral irreversível, permanecendo em estado vegetativo persistente, e cujos pais solicitaram que o suporte ventilatório que a mantinha "viva" fosse removido, pedindo autorização da Justiça para obrigar os médicos a desligarem os aparelhos. A decisão da Suprema Corte americana em 1976 concedeu autoridade aos pais de Karen Ann na decisão de desligar os aparelhos. Os médicos começaram o processo, removendo o suporte mecânico totalmente em 20 de maio de 1976. Inesperadamente, a paciente passou a respirar espontaneamente. Em 9 de junho, Karen Ann foi transferida do St. Claire's Hospital para uma casa de repouso, onde sobreviveu em estado vegetativo persistente por 10 anos, morrendo em 11 de junho de 1985, aos 31 anos de idade.

Segundo Jonsen, "a estória de Karen Ann, coberta massivamente pela mídia, deixou o público americano mais atento e cuidadoso com o lado trágico do tratamento intensivo. As leis americanas começaram a se mover em direção a uma visão que pudesse acomodar as consequências indesejáveis dos avanços tecnológicos da medicina. Os médicos americanos passaram a levar de maneira séria as dimensões éticas de decisões clínicas como a suspensão dos meios de suporte à vida. A bioética tomou para si a tarefa de delinear os princípios e os valores que dariam forma a essas dimensões éticas".[6]

Além do mais, como afirma Levine,[7] toda a celeuma criada em torno do caso levou à criação de comitês de ética em hospitais por todo o país, para aconselhar os médicos em casos de dilemas surgidos a respeito do "fim da vida" e também relativos a outras controvérsias. Esses comitês possuíam representação de bioeticistas, que, ainda, opinavam na revisão de protocolos de pesquisa e passaram a ter papel importante na dinâmica hospitalar.

Voltando um pouco no tempo, outros eventos também foram importantes nesse contexto. Por volta de 1962, o público americano começou a tomar consciência a respeito da questão de alocação de recursos públicos. Reportagem na revista *Life*, formadora da opinião pública na América, intitulada "They decide who lives, who dies" ("Eles decidem quem vive, quem morre"), tratava das deliberações do comitê de um hospital em Seattle, comitê este que incluía não médicos, acerca daqueles que poderiam utilizar as poucas máquinas de diálise renal existentes. O critério utilizado – por "relevância social dos pacientes" – causou enormes controvérsias, porquanto negros e mulheres haviam sido colocados no final da lista dos indivíduos a serem dialisados. Quando manifestantes em fase final de insuficiência renal foram submetidos a diálise em frente ao Congresso americano, os políticos, em resposta à opinião pública, promulgaram o "End-Stage Renal Disease Program Under Medicare" – que teve início em 1973, servindo de imediato a cerca de 10.000 pacientes com insuficiência renal.

Em 1984, novas regras (denominadas "Baby Doe Act") foram elaboradas e promulgadas, em referência ao tratamento de recém-nascidos portadores de graves malformações. Essas regras surgiram em resposta ao caso específico de um recém-nascido em Indiana cujos pais se negaram a permitir uma intervenção cirúrgica na criança, mesmo contra a orientação dos médicos. O incidente levantou questões acerca dos direitos dos pais e o papel dos conceptos quando outros envolvidos dizem agir "no melhor interesse da criança". Ainda hoje, apesar de novas leis a respeito terem sido elaboradas em 2005, a questão permanece recheada de controvérsias.

Levine argumenta que "estas mudanças ajudaram a definir um papel nunca fácil para a Bioética, seja em políticas públicas, seja na tomada de decisões clínicas. Os bioeticistas advertiam que 'não tomavam decisões', mas tão somente atuavam levantando as opções de justificação moral em cada caso e, também, somente no papel de aconselhamento das políticas públicas". Entretanto, continua ela, continuaram a sofrer críticas por parte daqueles que, por diferentes motivações, acreditavam que os bioeticistas não possuíam *expertise* especial na determinação do que era ético ou não.

No Brasil, existem alguns marcos fundamentais que determinaram o avanço dos estudos em Bioética. Um deles foi a publicação do livro *Bioética* (1995), de Marco Segre e Cláudio Cohen (professores da Faculdade de Medicina da Universidade de São Paulo), e que proporcionou *status* acadêmico à disciplina em nosso país. Outro marco importante foi a publicação, pelo Conselho Federal de Medicina, da revista-livro *Iniciação à Bioética* em 1998 – com vários autores, os quais podem ser considerados pioneiros da Bioética no país – dentre os quais podemos citar Volnei Garrafa, Gabriel Oselka, Sérgio Ibiapina Ferreira Costa (que atuaram como organizadores do volume), Daniel Muñoz, Fermin Roland Schramm, José Roberto Goldim, Marcos de Almeida, Paulo Fortes, William Saad Hossne e outros.

Outro marco, sem dúvida, foi a Resolução 196/96 e a criação do Sistema CEP/CONEP, os quais criaram diretrizes específicas para a realização das pesquisas envolvendo seres humanos, que pode ser consultada no apêndice desta obra.

Bioética Clínica – Métodos de Análise

Para responder à questão "qual a contribuição dada pela filosofia ao estudo da ética médica (e, por conseguinte, também da Bioética)?", David Degrazia e Tom Beauchamp afirmam que a filosofia provê "os recursos críticos da teoria ética e uma metodologia da ética". A ambição da teoria ética é prover uma estrutura normativa adequada para tratar dos problemas da vida moral, dizem eles. "Usualmente esta estrutura toma a forma de uma teoria acerca das ações corretas, mas também pode tomar a forma de uma teoria do bom caráter. A ambição da metodologia em ética é fornecer um procedimento ou método que produza esta estrutura normativa, utilizando a estrutura, uma vez que ela tenha sido identificada, ou navegando pelas complexidades da vida moral na ausência dessa estrutura."[16]

Beauchamp e Childress,[17] por sua vez, consideram que "uma teoria ética bem desenvolvida proporciona uma estrutura no interior da qual os agentes podem refletir sobre a aceitabilidade das ações e avaliar os juízos e o caráter morais". Dentre as teorias éticas mais relevantes para a área biomédica, os autores citam o utilitarismo, o kantismo, a ética do caráter, o individualismo liberal, o comunitarismo, as éticas do cuidar, a casuística e formulações da moralidade comum.

Conforme dissemos anteriormente, a Bioética, em nosso entendimento, é ética aplicada aos problemas da vida moral. No entanto, sabemos o quanto existe de controvérsia quando se fala em métodos filosóficos que melhor atendem aos objetivos dessa ética prática. Por outro lado, é importante reconhecer que alguns métodos têm sido muito utilizados nas análises dos problemas suscitados pela ética médica e também pela Bioética. Claro está que não conseguiremos abranger todos esses métodos no espaço de um único livro, e nos ateremos àqueles que consideramos os principais, como os propostos pela "tradição da prática médica", os princípios, a moralidade comum, a casuística e poucos outros.

A Tradição da Prática Médica

A tradição talvez seja a mais influente fonte de recurso teórico para a ética médica: os conceitos e os padrões de prática, as normas ancestrais, os juramentos há muito vêm guiando a conduta dos profissionais de saúde e dos médicos. Para alguns estudiosos da ética biomédica, nada mais lógico que utilizar a tradição como ponto de partida para a reflexão ética acerca dos problemas morais que surgem no dia a dia da prática na área da saúde. A ética tradicional hipocrática (expressa no Juramento) é respeitável, porém não é raro que ela não consiga dar respostas amplas e não ambíguas a alguns dos problemas morais que surgem na clínica do dia a dia, assim como é frequentemente falha na justificação ética adequada para a resolução desses problemas.

Não são poucos os autores que questionam a autoridade moral dos juramentos e das normas escritas em códigos, os quais permaneceram inalterados por séculos. Outros, como o já citado Edmund Pellegrino, sugerem como alternativa que as normas tradicionais sejam reelaboradas de uma maneira mais perspicaz e defensável, permanecendo, ainda assim, fiel a essas normas – naquilo que alguns denominaram "Ética da Virtude".[18] Entretanto, como afirmam Degrazia e Beauchamp,[16] "por vezes é preferível propor novas normas" para a conduta médica que consigam se adequar às culturas de diversos grupos sociais do que se manter inerte e preso a regras de conduta inalteradas por milênios e que não se coadunam com a modernidade e os avanços tecnológicos da medicina.

Ademais, algumas vezes, não fica bem claro até que ponto as declarações expressas nos juramentos e códigos de notável influência histórica "são apenas descritivas, exortatórias ou autoprotetoras". Alguns desses escritos somente prescrevem, para fins didáticos, condutas prevalentes na prática profissional. "Outros documentos têm por objetivo reformar a conduta profissional descrevendo como deveria ser a prática estabelecida", enquanto outros parecem ter sido escritos apenas para proteção dos profissionais contra acusações ou processos legais de má-prática ou erro.

Vistas de um ponto equidistante, apenas pelo seu valor de face, muitas dessas normas podem causar confusões morais e distorções. Faz-se necessário um entendimento que vá além dos conceitos, das práticas estabelecidas e das normas encontradas na tradição médica. Esse entendimento da tradição, embora importante, "não substitui uma análise moral cuidadosa". Em outras palavras, "o objetivo final da filosofia moral é defender ou criticar os conceitos, as práticas estabelecidas, e as normas que estão sendo questionadas – um típico exercício da ética normativa".

Por outro lado, afirmam Degrazia e Beauchamp, "um tradicionalista pode argumentar que a análise da história da medicina é um ponto crucial da ética normativa, habilitando-nos a capturar a natureza essencial (a essência) da medicina e da relação médico-paciente. Dessa perspectiva, podemos extrair um entendimento da ética da medicina. Edmund Pellegrino, por exemplo, argumenta que a natureza da doença, o fato histórico inegável que o conhecimento médico não é obtido individualmente, e que o médico aceita o Juramento de Hipócrates em público, tudo isso faz com que ele tenha a obrigação de servir ao paciente mesmo contra seus interesses individuais".

Existem alguns problemas em se apelar à tradição, às diretrizes e aos padrões de prática estabelecidos nas resoluções de problemas morais relativos à prática médica. O principal deles é que esses documentos não são autojustificáveis. "Para saber se um determinado padrão de prática ou um juramento é moralmente justificável, é necessária uma cuidadosa reflexão ética, a qual pode concluir que uma determinada norma é moralmente inadequada. Mesmo eticistas e médicos que trabalham no interior da estrutura tradicionalista reconhecem a necessidade de algum grau de reflexão ética independente". A reflexão ética, conforme explanamos anteriormente, é o ponto de partida para qualquer justificação moral que se pretenda.

De todo modo, conseguir uma variante dessa abordagem tradicional, por meio de uma profunda reflexão ética, parece ser menos suscetível a esse tipo de crítica. "Suponha que a história da prática médica revele a natureza essencial da medicina, cujo entendimento nos habilita a dela extrair uma ética médica viável. Pellegrino, por exemplo, sustenta que a medicina deve ser inteiramente entendida em termos de sua finalidade, a qual é a cura do paciente. De acordo com essa ideia, portanto, não podem ser incluídos na categoria de benefícios para o paciente alguns itens como o controle da fertilização (exceto na prevenção de doenças ou na manutenção da integridade corporal), a cirurgia plástica puramente estética ou a eutanásia ativa." Em outras palavras, a questão que se coloca, então, é como abordar, baseado somente na tradição, problemas que são inerentes à modernidade – tais como planejamento familiar, cirurgia bariátrica e o prolongamento da vida em pacientes terminais de doenças incuráveis? Parece (e, a nosso ver, é) impossível.

Apenas a título de observação, entenda-se aqui a utilização do termo "modernidade", conforme proposto por Fermin Roland Schramm, "quando procuramos entender globalmente o que acontece quando uma formação social é confrontada com fenômenos como o capitalismo, a potencialização de organizações que funcionam segundo regras impessoais, (...) o individualismo, ou então quando queremos isolar e avaliar valores, normas ou possibilidades históricas ligadas a tais fenômenos ou que emergem em sua esteira".[19]

Cabe ressaltar também que a reivindicação de que a medicina possui uma natureza essencial única é, no mínimo, duvidosa. Pode-se argumentar que a medicina está sempre evoluindo, sem limites intrínsecos às possibilidades de mudança. Além disso, mesmo que a medicina tivesse uma essência fixa ou um único propósito, argumentam Degrazia e Beauchamps, "é muito questionável que normas éticas outras que não declarações altamente abstratas de cunho geral possam derivar de fatos dessa essência. Cada dia se torna mais evidente (mormente nos últimos 40 anos) que os códigos tradicionais e os padrões estabelecidos de prática são inadequados para resolver problemas que surgem da moderna pesquisa científica, da prática clínica, da tecnologia biomédica, das políticas de saúde e do desenvolvimento social a elas relacionados. A história da ética médica que emana de dois mil anos atrás é frustrante, a partir da perspectiva dos problemas éticos atuais como direitos dos pacientes e a maneira como a sociedade promove a saúde de seus membros. Muitos dos problemas da ética médica atual foram ignorados até a segunda metade do século passado. Resumindo, ainda que os filósofos não tenham razões para ignorar a tradição da ética médica, é no mínimo duvidoso que a ética médica dos nossos dias possa ser moldada somente a partir dessa perspectiva".

O Método Principialista

Como já afirmamos anteriormente, os princípios criados por Beauchamp e Childress, a partir da formulação do Relatório Belmont, por sua aparente simplicidade e facilidade de utilização, durante muito tempo foram empregados como método preponderante de análise bioética. À normatização inicial de obrigações relacionadas a quatro princípios (Autonomia, Beneficência, Não maleficência e Justiça), cujo conceito expusemos anteriormente, agregaram-se três princípios derivados (Fidelidade, Veracidade e Confidencialidade) como regras morais a serem seguidas diante de um caso problemático. Desse modo, os princípios estão inteiramente relacionados com obrigações expressas em normas de ação, as quais dependem de uma certa compreensão teórica deontológica, originando juízos particulares. É um discurso ético baseado na linguagem de obrigações e deveres aos quais correspondem os direitos e exigem uma certa compreensão kantiana de liberdade. O Quadro 6.4 apresenta a definição de princípios de acordo com William K. Frankena (1908-1994).

Entretanto, depois de um início de muito sucesso o método principialista passou a receber críticas profundas de vários autores de correntes de pensamento diferentes. Clouser e Gert, por exemplo, diziam que os "princípios gerais funcionavam mais como títulos de capítulos de livros do que como regras de ação ou teorias normativas". E que, sem receber uma orientação clara

> ## Quadro 6.4 Definição de princípios de acordo com William K. Frankena
>
> **William K.** Frankena (1908-1994)
>
> Os princípios são tipos de ação corretos ou obrigatórios. Dois princípios devem ser observados: Beneficência e Justiça.
>
> Estes princípios são deveres *prima facie.*
>
> Frankena WK. Ética
> Rio de Janeiro: Zahar, 1981(1963):61,73.

do princípio, o agente moral perante um problema poderia dar a determinado princípio o peso que desejasse, quando o princípio por ele escolhido se confrontasse com outro princípio também relevante naquele contexto. Ou seja: poderia escolher aleatoriamente o princípio que melhor conviesse a suas próprias convicções.[20] O Quadro 6.5 apresenta a definição de *dever prima facie* de acordo com Sir William Davi Ross (1877-1971).

Beauchamp e Degrazia rebatem alguns aspectos dessas críticas, dizendo que elas são mais plausíveis se os princípios não forem "especificados".

> ## Quadro 6.5 Definição de dever *prima facie* de acordo com Sir William Davi Ross
>
> **Sir William David Ross (1877-1971)**
>
> Dever *prima facie* é uma obrigação que se deve cumprir, a menos que ela entre em conflito, numa situação particular, com um outro dever de igual ou maior porte. Um dever *prima facie* é obrigatório, salvo quando for sobrepujado por outras obrigações morais simultâneas.
>
> Ross WD. The right and the good.
> Oxford: Clarendon, 1930, p.19-36.

Qualquer princípio (e qualquer norma), argumentam eles, terá essa fraqueza caso não seja especificado para a tarefa (a solução de um problema moral) a que se destina. "Um princípio básico é necessariamente generalista, cobrindo um amplo círculo de circunstâncias; desse ponto de vista, os princípios contrastam com normas específicas. Como o território governado pelas normas (princípios, regras, paradigmas, julgamento de casos etc.) é estreito, as condições se tornam mais específicas – por exemplo, alterando gradualmente determinada regra dirigida 'para todas as pessoas', para 'todas as pessoas competentes' – dessa maneira, diminui-se a chance de que determinada norma possa ser qualificada como princípio. Exemplificando: embora o princípio de respeito pela autonomia seja aplicado a ações autônomas em geral, a rigidez da norma de se respeitar recusa informada por pacientes competentes aproxima-se mais de ser considerada uma regra de conduta do que de ser considerada um princípio." E ainda indagam eles: "Se princípios gerais podem ser especificados e ser mais úteis em contextos particulares, por que continuar pensando em termos de princípios gerais? Uma razão prática é que princípios devem ser aprendidos por todos – não apenas filósofos, mas profissionais de saúde, membros de comitês de ética, advogados e juízes. Se as pessoas pensarem apenas em termos de princípios especificados, será mais difícil relembrar e internalizar os princípios originais para uso na prática diária".[16]

De modo prático, diante de um caso complexo, que suscite problemas morais, devemos seguir uma metodologia básica e lógica para a aplicação dos princípios, segundo esses passos (os quais já sumarizamos em parte quando falamos acerca de reflexão ética):

1. Identifique o problema;
2. Colete informações acerca do problema;
3. Estabeleça opções de conduta;
4. Aplique os princípios às opções;
5. Tome uma decisão (i.e., escolha a melhor opção segundo a aplicação dos princípios);
6. Implemente sua decisão.

A Figura 6.2 apresenta um fluxograma para a aplicação do Método Principialista.

Método Principialista

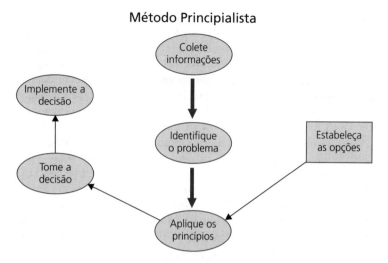

Figura 6.2. Fluxograma para a aplicação do Método Principialista.

Método de Deliberação

Esse método tem como principal mentor o bioeticista espanhol Diego Gracia. Segundo ele, a "deliberação é um procedimento de tomada de decisões. Não é o único. Em certas ciências, como a matemática, o método que se utiliza é a demonstração, que nos permite dizer com segurança que a solução de um problema é verdadeira e que todas as outras soluções possíveis são falsas. Mas, no que é chamado ´racionalidade prática´, a demonstração é impossível e é necessário utilizar outro método. Tal método é a ´deliberação´, que não nos diz se as soluções de um problema são verdadeiras ou falsas, somente se são prudentes ou imprudentes. Este é o tipo de racionalidade usual em medicina e também em ética, daí a importância de conhecer suas características e funcionamento com precisão".[21]

Para Elma Zoboli,[22] "a deliberação constitui um itinerário sistematizado e contextualizado para a análise dos acontecimentos em uma empreitada hermenêutica, em uma interpretação dos eventos no conjunto da vida e como parte desta. A deliberação não cabe em todos os âmbitos da vida humana, porque se delibera sobre o que pode ser de outro jeito, ou seja, sobre o que depende da intervenção humana para acontecer. Não se delibera sobre o que acontece sempre da mesma maneira, por necessidade, natureza ou qualquer outra causa semelhante. Por exemplo, não se delibera sobre os solstícios ou a temporada de chuvas e secas, entretanto, delibera-se sobre questões médicas, negócios e artes. A deliberação é o procedimento por excelência para discutir questões e tomar decisões de maneira interpessoal, como é próprio da bioética". Segundo a perspectiva de Gracia, conforme Zoboli explica, a deliberação é um método da racionalidade prática, "delibera-se para tomar decisões que são sempre, e necessariamente, concretas (...) A deliberação é procedimento intelectual que visa eleger alternativas prudentes. Tem por objeto as decisões sobre o que se deve ou não fazer, com um ponto final na prudência". Para Diego Gracia, portanto, não há que se falar em verdadeiro ou falso, mas, obviamente com uma visada aristotélica, há que se deliberar sobre as ações prudentes e imprudentes. Pode-se dizer também que o método de deliberação, pela sua necessidade de interação com o outro, seja o ponto de partida para o autoconhecimento e, como afirma Zoboli, uma forma de "pedagogia para a tolerância".

No método de deliberação conforme proposto por Gracia, deve-se abordar os conflitos morais como "problemas" e não como "dilemas". A diferença é que, "ao se tratarem os conflitos morais como 'dilemas', dispõem-se os argumentos 'pró' e 'contra' nos pratos da balança e a resposta inquestionavelmente correta estará no lado para o qual o pêndulo se deslocar. O equilíbrio é considerado impossível", afirma Zoboli. Essa visão leva apenas em conta a utilidade de determinada decisão. Já o problema "é um fato real descoberto como contraditório. (...) A contradição é o caráter formal do problema; é o que o torna possível". Assim, logo de início é necessário encontrar a contradição que está presente em seu âmago. Como diz Zoboli: "os problemas são descobertos e não fabricados ou inventados".

É preciso notar que quando falamos em problemas morais estamos falando de valores e deveres, em uma realidade cultural multifacetada e complexa, fazendo com que haja uma "inadequação inevitável entre o raciocínio e a realidade". Desse modo, outras vozes têm que ser ouvidas no processo de deliberação, que se torna muito mais coletivo que individual, posto que existem percepções diferentes dessa realidade, em "um diálogo entre diferentes sentidos morais". Em resumo: a realidade que nos cerca é múltipla, com diferentes noções da moralidade envolvidas nas relações interpessoais e mesmo nas relações médico-paciente. Portanto, em um processo de deliberação não se pode levar em consideração apenas uma voz individual, a qual possui uma visão parcial de valores e deveres própria de sua realidade particular.

Na prática clínica, como diz Zoboli, "há sempre, ao menos, duas pessoas envolvidas: o paciente e o profissional, Assim, a deliberação moral na prática clínica requer um diálogo que possibilite a troca de fatos, emoções, sentimentos, crenças, valores, e não só a informação sobre sinais, sintomas e resultados de exames. São essenciais a escuta, o reconhecimento do vínculo, os afetos e o respeito pela diferença e diversidade em clima de respeito mútuo".

Por fim, é preciso deixar claro: o método de deliberação pressupõe que, após se ouvir todas as partes envolvidas no processo, se chegue à conclusão de qual ação será a mais prudente (ou a menos imprudente) em determinado caso. O objetivo final é atingir o equilíbrio das ações, sem que se envolva diretamente conceitos de "certo ou errado", "legal ou ilegal" – ainda que conceitos como esses possam estar envolvidos nas argumentações iniciais que deram origem ao processo deliberativo.

O Método da Casuística (Raciocínio Moral Baseado em Casos)

O método da casuística surgiu como uma maneira que alguns bioeticistas (Albert Jonsen e Stephen Toulmin entre eles) encontraram para se rebelar contra o que chamaram "a tirania dos princípios". Tanto Jonsen quanto Toulmin foram membros da comissão que elaborou o Relatório Belmont. Refletindo sobre o trabalho da comissão, chegaram à conclusão de que o ponto de partida da discussão não foram os princípios, mas a análise dos casos apresentados. Segundo eles, a comissão atingiu a unanimidade porque não discutiu teorias éticas, mas refletiu sobre casos particulares – considerou circunstâncias singulares, comparou com soluções consagradas e chegou a conclusões. Em suma, afirmavam que os princípios nada mais eram que as conclusões de um processo casuístico.

Jonsen também afirma que na ética médica contemporânea clínicos e bioeticistas dirigem seu foco não a princípios e teorias como base de seu raciocínio moral, mas a decisões práticas tomadas em casos particulares, que têm implicações para outros casos semelhantes. Alguns filósofos afirmam que nós fazemos julgamentos morais válidos somente quando possuímos entendimento íntimo de situações particulares e de situações similares.

Esse método, denominado casuística, tem início com a identificação de detalhes característicos do problema apresentado. Feita essa identificação, buscamos um caso análogo e cuja resolução anterior possa ser aplicada (por analogia) ao caso presente. É semelhante àquilo que, no Direito, se convencionou chamar de "jurisprudência" – a mesma resolução de um caso anterior passa a ser aplicada a novos casos. O Quadro 6.6 apresenta a definição de paradigma casuísta de acordo com A.R. Jonsen e St. Toulmin.

O caso original, tomado como modelo, também chamado de "caso paradigmático", torna-se uma fonte confiável e robusta de reflexão e de decisão correta. Como afirmam Beauchamp e Degrazia, "o caso de Tuskegee – no qual um grupo de afro-americanos portadores de sífilis deixaram de ser tratados intencionalmente para se observar o curso natural da doença – é invocado para ilustrar uma experimentação biomédica injustificada. Julgamentos morais levando em conta esse caso propiciam autoridade moral para decisão em novos casos. Esses casos influenciam nossos padrões de ausência de compaixão, negligência, paternalismo injustificado etc.". Do mesmo modo que a jurisprudência em Direito, determinam uma espécie de "jurisprudência moral". Sob essa ótica, os princípios tornam-se até mesmo menos importantes que os casos, para o raciocínio moral. "De fato, os princípios podem ser dispensados porque a autoridade moral repousa nos casos paradigmáticos, na tradição de sua interpretação e na extensão para novos casos."

Quadro 6.6 Definição de paradigma casuísta de acordo com A.R. Jonsen e St. Toulmin

- Paradigma casuísta
- A.R. Jonsen & St. Toulmin
  - Membros da Comissão Belmont
    - » Refletindo sobre o trabalho da comissão – o ponto de partida da discussão não foram os princípios, mas a análise de casos
    - » A comissão atingiu a unanimidade porque não discutiu teorias éticas, mas refletiu sobre casos particulares – considerou circunstâncias singulares, comparou com soluções consagradas e chegou a conclusões
    - » Os princípios são as conclusões de um processo casuístico

É preciso levar em conta que os casos paradigmáticos, acarretando analogias e julgamentos apenas pelos fatos em si, carecem de acurácia. Não importa quão emblemático um caso seja, algumas premissas e valores prévios precisam ser encontrados para chegarmos a uma conclusão moral. As propriedades que observamos serem de importância moral nos casos paradigmáticos foram pinçadas de valores que já havíamos aceitado previamente como moralmente importantes. Em resumo, segundo Beauchamp e Degrazia, "os casos paradigmáticos são valores-dependentes".

Desse modo, a melhor maneira de entendermos os casos paradigmáticos é defini-los como uma combinação de fatos que podem ser generalizados para outros casos, mas centrada em valores que, obrigatoriamente, se conectam a esses fatos. Daí a necessidade de se descobrir, no interior do caso paradigmático, aquilo que alguns adeptos desse método denominam "máximas". Na verdade, as "máximas" nada mais são que generalizações morais relevantes derivadas de um conjunto de casos similares. O Quadro 6.7 apresenta um resumo das características do método casuístico.

Quadro 6.7 Resumo das características do método casuístico

- Método casuístico
  - Estruturado segundo o raciocínio da retórica
  - Retórica: a arte de formular argumentos
  - Necessária visão clara da questão presente no caso concreto
  - Descobrir o direcionamento da pergunta moral e, assim, o cerne da questão moral
  - Recursos usados (*topoi* aristotélicos)
    - » Analogia, proporção, casualidade ou as particularidades da ética, como o princípio, a norma, o dever, a justiça, a virtude etc.
    - » Os *topoi* direcionam a construção da argumentação moral e buscam o cerne da questão ética
    - » Da análise dos *topoi* surge o *stasis* (a questão que dá origem no caso) – surge o dilema ético e daí uma máxima moral que conclui o caso
    - » Método indutivo: do específico para o universal

Guia de Bolso de Ética, Bioética e Deontologia Médica

A casuística, porém, também não escapa de críticas. Principalmente daqueles que afirmam que não se pode generalizar máximas obtidas no julgamento realizado no interior de uma determinada sociedade e cultura para sociedades com hábitos e tradições culturais diferentes. Ademais, dizem seus críticos, é um método que ajuda pouco para iluminar problemas morais fundamentais como a questão do "*status* moral dos animais" ou em questões como a justificativa moral de distribuição de recursos públicos etc.

De todo modo, na prática, Arras faz algumas sugestões didáticas, caso se queira utilizar o método da casuística, como se vê no Quadro 6.8 a seguir, tais como escolher casos reais, casos que sejam ricos em detalhes de onde se possa extrair a verdade moral desejada, e usar a imaginação para fazer o diagnóstico moral. O Quadro 6.8 apresenta sugestões didáticas, de acordo com Arraz, para o método da casuística.

O Método dos Quatro Tópicos

Jonsen, Siegler e Winslade,[23] em *Clinical Ethics*, propõem um novo método para a tomada de decisões éticas na prática clínica. O método toma como relevantes em medicina clínica os quatro princípios de Beauchamp e Childress – beneficência, nãomaleficência, respeito à autonomia e justiça – e reconhece também como princípios adjuvantes a empatia, a compaixão, a fidelidade, a integridade e outras virtudes.

Quadro 6.8 Sugestões didáticas, de acordo com Arraz, para o método da casuística

- Sugestões didáticas
  - Usar casos reais
  - Escolher casos com muitos detalhes (a verdade moral surge na referência aos detalhes)
  - Analisar sequências de casos análogos e paradigmáticos (captar o raciocínio ético e ver como os princípios emergem nos detalhes de casos sucessivos)
  - Imaginação, interpretação e discernimento para fazer o diagnóstico moral (o tipo de questão ética a ser resolvida no caso em questão)

Os autores dirigem a atenção para a forma como esses princípios interagem no interior das circunstâncias concretas de um caso clínico, e como eles servem de guia de ação em circunstâncias específicas. Assim, eles fornecem quatro tópicos que acreditam constituir a estrutura essencial de um caso em medicina clínica:

1. Indicações médicas;
2. Preferências do paciente;
3. Qualidade de vida; e
4. Características contextuais.

Para os autores, cada caso clínico é um conjunto de detalhes que o clínico deve interpretar no processo de raciocínio necessário para diagnóstico e tratamento. Todo clínico aprende desde o início um padrão comum de organização desses detalhes: queixa principal, história da doença atual, resultados de exame físico, resultados de exames complementares. Os dados obtidos levam o clínico a formular hipóteses diagnósticas e terapêuticas. Os quatro tópicos propiciam um padrão similar de coleta e ordenação dos fatos de um problema ético clínico. Cada tópico enquadra os fatos do caso clínico que são relevantes para a identificação do problema ético, e os conteúdos de todos os quatro são examinados em conjunto para um real dimensionamento e compreensão das características éticas do caso. O Quadro 6.9 apresenta informações a respeito da definição do Método dos Quatro Tópicos de acordo com Jonsen, Siegler e Winslade.

Desse modo, as indicações médicas se referem às intervenções diagnósticas e terapêuticas que estão sendo utilizadas para avaliar e tratar o

---

Quadro 6.9 Definição do Método dos Quatro Tópicos de acordo com Jonsen, Siegler e Winslade

- Método dos quatro tópicos
  - Para uso em Bioética Clínica
    - » Indicações médicas
    - » Preferências do paciente
    - » Qualidade de vida
    - » Características contextuais

problema médico apresentado pelo caso. As preferências do paciente expressam as escolhas do paciente acerca de seu tratamento, ou as decisões daqueles que estão autorizados a falar pelo paciente quando este se encontra incapacitado de fazê-lo. Qualidade de vida descreve características do paciente antes e após o tratamento proposto, desde que essas características sejam necessárias para a tomada de decisões médicas. Características contextuais servem para localizar o paciente em seu meio sociocultural, familiar, institucional, financeiro, assim como aspectos legais envolvidos no caso que tenham particular interesse e possam influenciar as decisões médicas. Sob cada um desses tópicos, uma série de questões deve ser formulada para garantir informações suficientes para a tomada de uma decisão. Jonsen e seus colaboradores consideram que esses quatro tópicos são essenciais e constituem constantemente cada caso clínico, o qual é, sem dúvida, "único e variável em suas próprias circunstâncias".[23]

Conforme os autores explicam, seu método é utilizado em "ética clínica". Essa expressão envolve uma abordagem prática de um problema moral na clínica diária. "Ética clínica implica uma abordagem que vai além da simples identificação do problema, por meio de coleta e triagem dos fatos de um caso. Esses devem guiar a prática, isto é, a identificação do problema ético para que se atinja decisões sobre como lidar com o problema proposto. Eles devem revelar para o clínico como superar os obstáculos interpostos pelo problema. Ética clínica raramente é uma questão de decidir entre 'ético' e 'antiético', entre 'bom e certo' e mau e errado'; ao contrário, envolve encontrar a melhor e a mais razoável solução entre diversas opções relevantes. Embora algumas vezes a ética clínica possa ajudar a descartar opções 'antiéticas', mais frequentemente ela pode demonstrar uma variedade de opções possíveis que os pacientes e médicos podem escolher."

Jonsen e colaboradores[23] continuam: "depois que todas as informações relevantes são recolhidas e inseridas nos quatro tópicos, a relação entre as informações e os princípios deve ser avaliada. Às vezes acontece que quando os dados são coletados e triados apropriadamente um padrão óbvio surge e identifica o problema ético. As circunstâncias do caso frequentemente apontam para um dos princípios fundamentais como o mais importante naquele momento. Por exemplo: um paciente com uma doença crítica em estado terminal, que nunca expressou suas preferências a respeito de opções terapêuticas, que não possui parentes que possam responder por ele, e enfrenta grande sofrimento em seus últimos momentos de vida. À primeira vista é um caso em que os princípios de beneficência e não maleficência são centrais. Além disso, um tratamento mais agressivo não trará nenhum benefício ao paciente – esse paciente, na verdade, necessita de cuidados paliativos. Em uma segunda observação, entretanto, a questão se torna um problema de se levar em conta o princípio de respeito à autonomia: quem está autorizado a fazer a transição de cuidados intensivos para cuidados paliativos? A reflexão ética nos leva a movimentar o problema de um dilema entre decidir qual dos dois princípios fundamentais deva ser aplicado ao caso para uma avaliação de como as circunstâncias do caso dão um peso maior a um ou outro desses princípios. Por exemplo: depois que todas as opções terapêuticas falharam, o uso contínuo de medidas agressivas causa mais dano que benefício ao paciente. Desse ponto de vista, o princípio da não maleficência torna-se dominante, e provê a razão ética para a escolha de cuidados paliativos".

Obviamente, no caso acima, as questões relevantes foram colocadas nos quatro tópicos, e após uma reflexão ética acurada a qualidade de vida do paciente (ainda que seja a vida que lhe restava) foi considerada preponderante. O dano causado por medidas terapêuticas agressivas nesse caso é justamente a piora da qualidade de vida do paciente, prolongando seu sofrimento, sem a perspectiva de um benefício concreto.

Para a prática da ética clínica utilizando o método dos quatro tópicos, as informações a serem coletadas em cada um deles devem ser completas, a fim de que se atinja o objetivo inicial do método, qual seja, identificar o problema moral em questão. A seguir vamos verificar quais perguntas devem ser respondidas para que cada um dos tópicos seja examinado a contento. O Quadro 6.10 apresenta as indicações médicas e as preferências do paciente para o Método dos Quatro Tópicos.

Quadro 6.10 Quatro tópicos (modificado de Jonsen, Siegler e Winslade[23])

Indicações Médicas	Preferências do Paciente
Princípios de Beneficência e Não Maleficência	Princípio de Respeito à Autonomia
Qual o problema médico do paciente? É agudo ou crônico? Crítico? Reversível? Emergência? Terminal?	O paciente foi informado dos benefícios e riscos, entendeu a informação e deu consentimento?
Qual o objetivo do tratamento?	O paciente é mentalmente capaz e legalmente competente? Há alguma evidência de incapacidade?
Em que circunstâncias não está indicado tratamento médico?	Se mentalmente capaz, que opções de tratamento ele prefere?
Quais as probabilidades de sucesso das várias opções de tratamento? Como o paciente pode ser beneficiado pelo tratamento? Como os danos ao paciente podem ser evitados?	Se incapacitado, ele deixou registrada alguma opção? Quem é o responsável apropriado para tomar decisões por ele?
Qualidade de Vida	**Características Contextuais**
Princípios de Beneficência, Não Maleficência e Respeito à Autonomia	Princípios de Justiça e Equidade
Quais as perspectivas, com ou sem tratamento, de retorno a uma vida normal, e quais os déficits físicos, mentais e sociais que o paciente pode ter, mesmo se o tratamento for bem-sucedido?	Existem interesses profissionais, interprofissionais ou comerciais que podem criar conflitos de interesse em relação ao tratamento do paciente?
Qualidade de Vida	**Características Contextuais**
Princípios de Beneficência, Não Maleficência e Respeito à Autonomia	Princípios de Justiça e Equidade
Por que motivos podemos julgar que a qualidade de vida do paciente será indesejável para um paciente que não pode expressar seu próprio julgamento?	Existem outras partes, além dos médicos e do paciente, como membros da família, que tenham interesse nas decisões clínicas?
Existem preconceitos que podem prejudicar a avaliação da qualidade de vida do paciente?	Quais os limites impostos à manutenção do sigilo e confidencialidade do paciente em relação a interesses legítimos de outras partes?

[Continua]

Quadro 6.10 Quatro tópicos (modificado de Jonsen, Siegler e Winslade[23]) [Continuação]	
Quais os problemas éticos que podem surgir quando tentamos melhorar a qualidade de vida do paciente?	Há fatores financeiros que podem criar conflitos de interesse nas decisões médicas?
A apreciação da qualidade de vida do paciente levanta alguma questão em relação a mudanças de planos do tratamento, como deixar de lado as medidas de suporte à vida?	Há problemas de alocação de recursos escassos que podem afetar/influenciar as decisões clínicas?
Quais os planos e as razões para suspender as medidas de suporte à vida?	Há problemas religiosos que podem afetar/influenciar as decisões médicas?
Qual o *status* legal e ético do suicídio assistido em seu grupo social?	Quais são os problemas legais que afetam as decisões médicas no presente caso?
	Existem considerações em relação a pesquisa clínica ou ensino que podem afetar as decisões médicas?
	Há problemas de saúde pública ou segurança que podem afetar as decisões médicas? Há conflitos de interesse entre instituições (hospitais, planos de saúde etc.) que podem afetar as decisões médicas e o bem-estar do paciente?

Referências Bibliográficas

1. Reich WT. Encyclopedia of Bioethics, revised edition, v.1. New York: Simon & Schuster Macmillan, 1995, p.xxi.

2. Segre M, Cohen C. Bioética. 3ª ed. São Paulo: Edusp, 2008, p.26.

3. Sicard D. L'Éthique Médicale et La Bioéthique. Paris: Presses Universitaires de France, 2009, p.4.

4. Marchionni A. Ética – A Arte do Bom. Petrópolis: Vozes, 2008, p. 335.

5. Vaughn L. Bioethics – Principles, Issues, and Cases. New York: Oxford University Press, 2010, p.5.

6. Jonsen AR. A Short History of Medical Ethics. New York: Oxford University Press, 2000, p.116.

7. Levine C. Analyzing Pandora´s Box. In The Ethics of Bioethics. Baltimore: Johns Hopkins University Press, 2007, p. 3.

8. Jonas H. The Imperative of Responsibility. In Search of an Ethics for the Technological Age. Chicago: University of Chicago Press, 1984.

9. Moreno J. Bioethics Imperialism. ASBH Exchange, 2004; Fall, p.2.

10. Hanauske-Abel HM. Not a slippery slope or sudden subversion: German medicine and National Socialism in 1933. British Medical Journal, 1996; 313(7070):1453-63.

11. Veatch RM. Hippocratic, Religious, and Secular Medical Ethics – The Points of Conflict. Washington DC: Georgetown University Press, 2012, p.11.

12. Veatch RM. The Birth of Bioethics: Autobiographical reflections of a patient person. Cambridge Quarterly of Healthcare Ethics, 2002; II:344-52.

13. Pessini L. Introdução à Edição Brasileira. In Beauchamp T, Childress J. Princípios de Ética Biomédica. São Paulo: Loyola, 2002, p.10.

14. Paranhos FRL, Garrafa V, Melo RL. Estudo crítico do princípio de benefício e dano. Revista Bioética, 2015; 23(1): 12-19.

15. Pessini L, Barchifontaine CP. Bioética: do Principialismo à Busca de uma Perspectiva Latino-Americana. In Introdução à Bioética. Brasília: Conselho Federal de Medicina, 1998, p.85.

16. Degrazia D, Beauchamp T. Philosophy: Ethical Principles and Common Morality. In Jeremy Sugarman & Daniel Sulmasy Editors. Methods in Medical Ethics. Washington DC: Georgetown University Press, 2010, p.37.

17. Beauchamp T, Childress J. Princípios de Ética Biomédica. São Paulo: Loyola, 2002.

18. Pellegrino ED. The virtuous physician and the ethics of medicine. In Earl E. Shelp ed. Virtue and Medicine. The Netherlands: Dordrecht, 1985, p. 248-53.

19. Schramm FR. A relação entre Ética e Política na hipermodernidade: uma transição paradigmática no campo dos valores? In Bioética, saúde, pesquisa, educação – Volume 2. Brasília: CFM/SBB, 2014, p.175.

20. Clouser DK, Gert B. A critique of principlism. The Journal of Medicine and Philosophy, 1990;15:219-36.

21. Gracia D. La deliberación como método de la bioética. In Bioética, saúde, pesquisa, educação – Volume 2. Brasília: CFM/SBB, 2014, p.367.

22. Zoboli E. Bioética clínica na diversidade: a contribuição da proposta deliberativa de Diego Gracia. Revista Bioethics – Centro Universitário São Camilo, 2012;6(1):49-57.

23. Jonsen AR, Siegler M, Winslade WJ. Clinical Ethics. A Practical Approach to Ethical Decisions In Clinical Medicine. 7th ed. New York: The McGraw-Hill Inc., 2010, p.2-3.

Ética no Fim da Vida 7

No início deste livro, citamos uma situação apresentada por Hester[1] para ilustrar um conflito que surge quando pensamos em agir em benefício de um paciente. Dizia ele: "Vamos considerar que você seja uma 'boa pessoa', criada de maneira 'adequada' com 'bons' valores. Além do mais, vamos reconhecer que, como profissional médico, você tem como obrigação agir no melhor interesse de seus pacient, e, como cidadão, lhe disseram que você não deve matar outra pessoa. Certo dia, um de seus pacientes oncológicos, de 65 anos de idade, após atravessar sem sucesso o terceiro *round* de quimioterapia, pede que você acelere sua morte. Ele diz claramente a você que a vida dele é insuportável, e que morrer rapidamente enquanto ainda possui alguma dignidade é a coisa mais importante para ele naquele momento. Levando em conta que você é uma 'boa' pessoa e que reconhece suas obrigações profissionais, como essas duas características suas podem ajudar a resolver esse problema?"

Obviamente, trata-se aqui de arguir as justificativas legal e moral da eutanásia, sendo você uma "boa pessoa", com "bons valores" (justificativa moral) e, ao mesmo tempo, respeitador das normas legais (justificativa legal) – ou seja, uma clara situação de conflito interior que pode gerar algumas hipóteses de ação, as quais, independentemente da justificação legal e moral, são possíveis de serem tomadas.

A primeira delas é aquela em que você, movido pela compaixão, decide abreviar a vida de seu paciente injetando-lhe uma substância letal. A essa ação denominamos eutanásia ativa consentida, porque foi solicitada pelo seu paciente. No entanto, suponha que o seu paciente estivesse inconsciente e mesmo assim você decidisse aplicar-lhe a substância letal. Nesse caso, denominaremos tal ato de eutanásia ativa não consentida, porque não foi solicitada pelo seu paciente, que estava inconsciente.

Porém, outra situação pode ser possível. Imagine que o paciente, por conta do último *round* de quimioterapia, entrou em um quadro de insuficiência respiratória e coma, caracterizando um quadro terminal. Nesse ponto você pode optar por não tomar nenhuma medida terapêutica, sabendo que nada mais resta a fazer por ele em termos de prognóstico. Alguns autores denominam esse tipo de ato de eutanásia passiva. E ainda, por outro lado, suponha que você resolva intubar o paciente, mantendo-o sob assistência ventilatória, com a utilização de drogas vasoativas, em um ambiente de terapia intensiva. Para muitos, esse tipo de ação, em que se prolonga a vida de um paciente terminal, submetendo-o a tratamento e sofrimento inúteis, denomina-se distanásia.

> *"Considera-se paciente terminal aquele que, na evolução de sua doença, é incurável ou sem condições de prolongar a sobrevivência, apesar da disponibilidade dos recursos, estando, pois, num processo de morte inevitável."*[2]

Suponha ainda que o estado clínico do paciente deteriore rapidamente devido a um quadro de pneumonia que se complica com uma consequente septicemia, coma aperceptivo e arreativo, com ausência de atividade elétrica e metabólica cerebral (i.e., morte encefálica) e você simplesmente resolva não tomar mais nenhuma atitude terapêutica, deixando a doença seguir seu curso até o final inexorável, mantendo apenas um suporte clínico de cuidados paliativos para evitar maior sofrimento ao paciente. A esse ato, podemos denominá-lo ortotanásia.

> *EUTANÁSIA quer dizer morte piedosa, morte benéfica, fácil, doce, sem sofrimento e dor, boa morte. Para que o ato de matar ou deixar morrer seja caracterizado como eutanásia, "a morte precisa, primeiro, beneficiar aquele que morre, e, segundo, o agente que promove sua morte precisa ter a intenção de matá-lo a fim de causar-lhe um bem. Isso abre espaço à possibilidade de que alguém possa ser levado à morte por piedade, ou compaixão, mesmo que de forma involuntária".[6]*

Inicialmente, é preciso levar em conta, sob o aspecto puramente legal, que nosso Código Penal, no artigo 121, proíbe "matar alguém" (pena de 6 a 20 anos de reclusão), ainda que, no caso da eutanásia, possa ser alegado o que prescreve o parágrafo primeiro desse mesmo artigo: "se o agente comete o crime impelido por motivo de relevante valor social ou moral". Mesmo nesse caso, o crime persiste, e tão somente a pena pode ser reduzida de 1/6 a 1/3 pelo juiz. Em outras palavras: em nosso país, eutanásia é crime de homicídio – ainda que muitas vezes possa ser chamado de "homicídio piedoso". Como lembra França, "nosso Código não aceita a morte compassiva como exclusão delituosa: apenas deu ao juiz a faculdade de poder reduzir a pena".

Lippmann,[3] por seu turno, afirma que a eutanásia "é definida como a realização do óbito, requerida pelo paciente, e, no Brasil, é vetada pela lei e pela ética médica". Já a distanásia é "o adiamento da morte, ainda que ao custo do sofrimento" do paciente, e a ortotanásia é a "possibilidade de uma morte digna, deixando a natureza seguir seu curso, mediante o desejo do paciente e com ciência da família. Com a ortotanásia –já regulamentada pelo Resolução nº 1.805/2006 do CFM – não se pretende provocar a morte. Trata-se de não combater a morte, com tecnologia excessiva e desproporcional, nem apressá-la por ação intencional externa. Os procedimentos são denominados cuidados paliativos, que procuram trazer conforto, aliviar a dor, angústia respiratória, depressão e outros sintomas que provoquem sofrimento. A diminuição do tempo de vida é um efeito previsível, sem ser desejado, pois o objetivo primário é oferecer o máximo conforto possível ao paciente, sem intenção de ocasionar o evento morte".[3]

No entanto, há quem não veja as coisas de modo tão claro e coloque algumas ponderações, que, em nossa opinião, são sempre úteis em questões tão polêmicas. França, por exemplo, pondera que "há de se distinguir nestas ideias o que significa procedimentos ordinários e extraordinários", ou, nos termos de Lippmann,[3] "tecnologia excessiva e desproporcional". Desse modo, afirma França,[2] "se um paciente portador de câncer intratável necessita de uma traqueostomia e a família recusa o tratamento por considerar desnecessária e causadora de prolongamento do sofrimento, o médico não deve aceitar tal pedido, pois isso se reveste de cuidados ordinários e necessários, inclusive por manter o paciente em situação mais confortável. Se o mesmo paciente necessitasse de uma série de diálises renais, tal procedimento poderia ser considerado extraordinário e o fato deveria ser discutido com os familiares, avaliado sob o princípio da justiça, pelo fato do paciente ser submetido a condições desconfortáveis e ao uso de meios que pudessem favorecer doentes salváveis".

Finalmente, há que se considerar sob o ponto de vista legal que também é crime aquilo que se convencionou chamar de "suicídio assistido". Diz assim o artigo 122 do Código Penal: "Induzir ou instigar alguém a suicidar-se ou prestar-lhe auxílio para que o faça. Pena – reclusão de dois a seis anos, se o suicídio se consuma, ou reclusão de um a três anos, se da tentativa de suicídio resulta lesão corporal de natureza grave".

Matar e Deixar Morrer

Embora a Lei Penal Brasileira seja bastante clara a respeito do assunto, sob o ponto de vista da moral a polêmica é imediata. Genival Veloso de França,[2] por exemplo, é enfático e peremptório: "Mesmo que o doente esteja irremediavelmente condenado à morte próxima e em prolongado sofrimento, a eutanásia é sempre, em qualquer hipótese, um homicídio."[2] E acrescenta: "Pode a eutanásia ser discutida em termos emocionais ou econômicos, mas não encontrará jamais justificativas na lei natural do homem e na ciência. As razões de ordem jurídica e médica valem mais, neste particular." É uma visão pessoal fundada na lei e na interpretação dos princípios hipocráticos de beneficência e não maleficência.

Em *How We Die – Reflections on Life's Final Chapter*, Sherwin Nuland[4] escreveu: "Eu vi muitas pessoas morrerem em sofrimento, muitas famílias atormentadas com a visão da morte sem poderem fazer nada para ajudar, para acreditar que a minha própria observação clínica fosse apenas uma interpretação equivocada da realidade."

Diante de um paciente terminal, acometido por um sofrimento atroz, como devemos interpretar essa realidade de forma não equivocada? Para Gillon,[5] uma pergunta relevante que o médico deve fazer a si mesmo é: "Qual, se é que existe, a importância moral da distinção entre matar e deixar morrer?" Em outras palavras, se tentarmos aliviar o sofrimento provocando a morte do paciente, ou se deixarmos a vida (a morte) seguir seu curso, estaremos infringindo alguma regra da moralidade vigente? Alguém pode argumentar que as ações que resultam em consequências indesejáveis são sempre "moralmente piores" que omissões ou falhas de ação que tenham as mesmas consequências indesejáveis – argumento esse que o próprio Gillon denominou "doutrina da ação e omissão".

Voltando à questão da eutanásia, cabe aqui frisar a importância da voluntariedade do paciente e de seus familiares. Azevedo[6] afirma que aqueles que "aceitam a eutanásia ativa como uma possibilidade moral aceitam-na apenas como resultado de uma decisão voluntária daquele que morrerá. A eutanásia não voluntária, ativa ou não, representaria uma situação distinta. Nesse caso, a questão acerca de qual é a vontade ou a decisão daquele que padece simplesmente inexiste. Contudo, alguns argumentam que nesses casos o que se justifica é a omissão e não a ação".

O problema é complexo, depende de muitas variáveis, e pode ser avaliado também sob o ângulo da beneficência e da não maleficência. Imagine o mesmo paciente, portador de câncer metastático, e sobre o qual repousa a ordem dada pelo chefe da enfermaria de "não ressuscitar" em caso de parada cardiorrespiratória – porque acredita o médico que a reanimação não traria nenhum benefício ao paciente e muito provavelmente lhe traria mais dano e sofrimento. Repentinamente, o paciente sofre um infarto agudo na frente do médico, o qual, de forma deliberada, não o ressuscita, e, em consequência, o paciente morre. Esse é o típico caso de omissão – de "deixar morrer" –, em que o médico justificadamente acredita que, de modo genérico, o paciente não terá nenhum benefício com a reanimação.

Agora considere o mesmo paciente, com a exceção de que o infarto se dá no período noturno e o plantonista do hospital realiza manobras de reanimação com sucesso. O paciente é intubado, com ventilação assistida, e levado à unidade de terapia intensiva. No dia seguinte, o médico da UTI, ao examinar o paciente, diagnostica um dano cerebral adicional no paciente (sem morte encefálica), resultado do tempo que o cérebro ficou privado de oxigênio durante a parada, resolve desconectá-lo dos aparelhos de ventilação e o paciente morre. O detalhe aqui é que o médico da UTI estava apressado para realizar outras tarefas no hospital e necessitava sair mais cedo do trabalho.

Na primeira hipótese, assume-se que o médico agiu por bons motivos em benefício do paciente. Na segunda hipótese, a intenção de beneficiar o doente foi deixada de lado. Em outras palavras, a omissão no primeiro caso muitos concordariam que foi moralmente correta e justificada, enquanto no segundo caso a ação realizada não encontra justificativa adequada. Só que, repare, em nenhum momento falou-se sobre haver ou não concordância do paciente com a ordem de não reanimação – pois isso é o que acontece em muitas situações hospitalares. Dessa maneira, se, como deseja Azevedo[6] (de maneira correta), a eutanásia ativa pode ser aceita como uma possibilidade moral apenas no caso de ser voluntária, como poderíamos explicar e justificar a omissão da primeira hipótese? Francamente, é muito difícil.

França[2] possui uma visão particular a respeito da "ordem de não reanimar". Para ele, nessas condições, "a equipe fará uma avaliação caso a caso. Se não concordar, por entender que o paciente tem condições de sobrevida, está correta em proceder à reanimação. Caso contrário, se é a família que insiste nas manobras reanimadoras e a equipe as considera desnecessárias, inconvenientes e constrangedoras, mesmo assim a equipe deve continuar tratando ou delegar a outra equipe, pois é do paciente e da família a decisão de utilizar as medidas médicas extraordinárias e não de quem assiste o paciente, mesmo sendo do médico a responsabilidade de definir o momento da morte".

O Testamento Vital ou Diretrizes Antecipadas de Vontade

Segundo Lippmann,[3] "testamento vital é uma declaração de um cidadão mostrando – nos casos em que se atinge a terminalidade da vida, em doenças crônicas ou acidentes graves sem possibilidade de recuperação – quais são os tratamentos que quer receber quando a morte se aproxima, e, em especial, se deseja o uso de tratamentos paliativos (que tragam conforto) ou os agressivos e intervencionistas. E além disso quais as medidas de suporte vital que entende serem cabíveis nessas condições, e que devem ser seguidas, mesmo quando estiver inconsciente e não conseguir mais se comunicar com o médico". O documento pode ser firmado por qualquer indivíduo com mais de 18 anos, que esteja em plena gozo de suas faculdades mentais e, portanto, apto para exercer sua autonomia. "O que é solicitado no testamento vital", continua Lippmann,[3] "prevalece sobre os desejos da família, cabendo ao médico, por imperativo ético expresso na Resolução n⁰ 1.995 do CFM, atender ao disposto na diretiva antecipada de vontades. O médico deve solicitar que o documento seja incorporado ao prontuário, devendo o desejo nele expresso ser respeitado mesmo quando o paciente se encontre inconsciente." Nunca é demais lembrar que o testamento vital ou as diretrizes antecipadas de vontade se referem à ortotanásia, incluindo cuidados paliativos, ou a adoção de medidas extremas – jamais em relação à eutanásia ou ao suicídio assistido, que, como já vimos, constituem crimes previstos em nosso Código Penal.

Considerações Finais

Em nosso ponto de vista, a eutanásia, o suicídio assistido e a distanásia fogem ao princípio básico da medicina: cuidar do paciente. Promover a morte, ajudá-la ou causar mais sofrimento ao paciente não é função do médico (sem contar o fato de ser crime previsto em nossas leis). Ainda que seja essa a vontade do paciente. Respeitamos as opiniões em contrário e os argumentos utilizados por aqueles que defendem a eutanásia, e também concordamos que nossa posição é conservadora e, no futuro, pode até ser revista. Por outro lado, podemos argumentar contra a eutanásia e o suicídio assistido, como Genival Veloso de França,[2] que, "além de suas implicações éticas, morais e legais, poderiam ocorrer abuso de prática, erro de diagnóstico e desgaste na relação médico-paciente". A arrogância médica deve ser combatida em seus dois extremos: seja naquele em que alguns se arvoram em detentores de todo o poder contra a morte, praticando a distanásia e provocando mais sofrimento ao enfermo, seja naquele em que alguns se arvoram em detentores do poder de morte.

Repetimos, ao médico cabe cuidar, e, em determinados momentos na trajetória de um paciente, só isto lhe resta: o cuidado e a compaixão. Como a própria Igreja Católica o fez, na Declaração de 5 de maio de 1980, da Sagrada Congregação para a Doutrina da Fé, "não se pode impor a ninguém a obrigação de recorrer a uma técnica que, embora já em uso, ainda não está isenta de perigos ou é demasiadamente onerosa. Na iminência de uma morte inevitável, apesar dos meios usados, é lícito de forma consciente tomar a decisão de renunciar ao tratamento que daria um prolongamento precário e penoso à vida, sem contudo interromper os cuidados normais devidos ao doente em casos semelhantes".

Gostaríamos de enfatizar ainda a importância de compartilhar decisões em relação aos problemas que surgem no fim da vida. Mesmo questões simples, como a administração de antibióticos para combater infecções, devem ser discutidas com os familiares e até com o próprio enfermo quando possível. Em recente artigo no Jornal da Associação Médica Americana, Juthani-Mehta[7] e colaboradores afirmam: "A decisão de prescrever antibióticos a pacientes terminais pode ser desafiadora tanto a eles quanto aos membros de sua família. Pacientes e familiares podem possuir a percepção incorreta de que antimicrobianos são relativamente benignos e a decisão sobre seu uso ou não deve recair sobre os ombros dos médicos. Entretanto, esse problema deve ser abordado sob o aspecto da decisão compartilhada semelhante àquela adotada na escolha de outros tratamentos que podem ser utilizados no final da vida".

Em resumo: como já dito anteriormente, a vida pertence ao indivíduo e a seus familiares, o médico deve respeitar a autonomia do paciente sempre que necessário – e compartilhar decisões também é uma forma de demonstrar sua humanidade e humildade perante a vida.

Referências Bibliográficas

1. Hester MD. Ethics By Commitee. Lanhan: Rowman & Littlefield Publishers Inc., 2008, p.21-23.
2. França GV. Direito Médico. 6ª ed. São Paulo: Fundo Editorial Byk, 1994, p.420-41.
3. Lippmann E. Distanásia x Ortotanásia. Jornal do Cremesp; São Paulo, Conselho Regional de Medicina, 2015; 328:15.
4. Nuland SB. How We Die – Reflections on Life's Final Chapter. Accidents, Suicide, and Euthanasia. New York: Vintage Books, 1995, p.140.
5. Gillon R. Philosophical Medical Ethics. Acts and omissions, killing and letting die. New York: John Wiley & Sons, 1991, p.126.
6. Azevedo MAO. Eutanásia e suicídio assistido. In Manual de Ética – Questões de ética teórica e aplicada. Petrópolis: Vozes, 2014, p.665-88.
7. Juthani-Mehta M, Malani PN; Mitchell SL. Antimicrobials at the End of Life - An Opportunity to Improve Palliative Care and Infection Management. JAMA. Published online October 01, 2015. doi:10.1001/jama.2015.13080

Apêndice – Códigos de Ética Médica 8

Juramento do Médico (Declaração de Genebra[1])

No momento de me tornar um profissional médico: Prometo solenemente dedicar a minha vida a serviço da Humanidade. Darei aos meus Mestres o respeito e o reconhecimento que lhes são devidos. Exercerei a minha arte com consciência e dignidade. A saúde do meu paciente será minha primeira preocupação. Mesmo após a morte do paciente, respeitarei os segredos que a mim foram confiados. Manterei, por todos os meios ao meu alcance, a honra da profissão médica. Os meus colegas médicos serão meus irmãos. Não deixarei de exercer meu dever de tratar o paciente em função de idade, doença, deficiência, crença religiosa, origem étnica, sexo, nacionalidade, filiação político-partidária, raça, orientação sexual, condições sociais ou econômicas. Terei respeito absoluto pela vida humana e jamais farei uso dos meus conhecimentos médicos contra as leis da Humanidade. Faço essas promessas solenemente, livremente e sob a minha honra.

---

[1] Adotada em 1948 e revista em 1994 pela Assembleia Geral da Associação Médica Mundial.

Códigos de Ética Médica Brasileiros

Código de Moral Médica (1929)

Fonte:

- Código de Moral Médica, tradução do Código de Moral Médica aprovado pelo VI Congresso Médico Latino-Americano feita pelo Dr. Cruz Campista, in Boletim do Sindicato Médico Brasileiro, n º 8, agosto de 1929, p-114-123.

Capítulo 1: dos deveres dos médicos para com os enfermos

Artigo 1º - A obrigação do médico de atender a um chamado no exercício da sua profissão limitar-se-à aos casos seguintes:

1º. Quando for outro médico quem pedir a sua colaboração profissional;

2º. Quando não houver outro facultativo no lugar em que exercer a profissão;

3º. Em casos de urgência ou perigo imediato.

Artigo 2º - Se na 1º visita feita a um doente verificar o médico que a moléstia é contagiosa, poderá recusar a continuação de sua assistência nos seguintes casos de iminente perigo de transmissão a um terceiro:

1º. Se for cirurgião que se disponha a praticar uma operação asséptica;

2º. Se for parteiro que estiver comprometido a assistir uma mulher em parto próximo; e

3º. Se assistir na ocasião a crianças a quem possa transmitir a moléstia.

Artigo 3º - O médico prestará seus serviços profissionais atendendo mais às dificuldades e exigências da moléstia que à posição social dos seus clientes ou aos recursos pecuniários de que estes disponham.

Apêndice – Códigos de Ética Médica **151**

Artigo 4º - O médico, em suas relações com o enfermo, procurará tolerar seus caprichos e fraquezas enquanto não se oponham as exigências do tratamento, nem exerçam uma influência nociva ao curso da afecção.

Artigo 5º - Ainda que o caracter, curso ou gravidade da moléstia exijam que o enfermo seja visitado com freqüência, o médico evitará as visitas desnecessárias, porquanto tendem a torná-lo suspeito de fins interesseiros.

Artigo 6º - O médico evitará em seus atos, gestos e palavras, tudo que possa agir desfavoravelmente no ânimo do doente e deprimi-lo ou alarmá-lo sem necessidade; mas se a moléstia for grave e se teme um desenlace fatal, ou são esperadas complicações capazes de torná-lo, a notificação oportuna é de regra e o médico a fará a quem, a seu juízo, deva sabê-lo.

Artigo 7º - O médico deverá respeitar as crenças religiosas de seus clientes, não se opondo em caso algum nem por qualquer motivo ao cumprimento dos preceitos religiosos.

Artigo 8º - O médico não deverá abandonar nunca os casos crônicos ou incuráveis e nos difíceis e prolongados será conveniente e ainda necessário provocar conferências com outros colegas.

Artigo 9º - É um dever moral do médico aconselhar seus clientes e animalos á correção quando as moléstias de que padecem provêm de hábitos viciosos ou de freqüentes transgressões da higiene.

Artigo 10º - As visitas de amizade ou sociais de um médico em exercício a um doente assistido por outro médico, deverão ser evitadas ou feitas em condições tais que anulem toda suspeita de fins interesseiros bem assim abstendo-se de comentários prejudiciais ao nome do médico assistente.

Artigo 11º - O gabinete privado do médico é um terreno neutro, onde poderão ser recebidos e tratados todos os doentes, quaisquer que sejam seus médicos habituais e as circunstâncias que tenham precedido a consulta.

Artigo 12º - O médico não deverá examinar a mulher casada sem a presença de seu marido ou de uma pessoa da família devidamente autorizada.

Guia de Bolso de Ética, Bioética e Deontologia Médica

Artigo 13º - Salvo caso de urgência, a anestesia geral não se fará sem a presença de 2 médicos diplomados pelo menos.

Artigo 14º- O cirurgião não fará operação alguma mutilante (amputação, castração, etc.), sem a prévia autorização do enfermo perante testemunhas idôneas.

Artigo 15º- Nenhuma operação praticara o cirurgião em menores, sem a prévia autorização dos pais ou tutores da criança enferma.

Artigo 16º - O cirurgião não poderá fazer operação alguma destinada a esterilizar a mulher, sem uma indicação terapêutica determinada e o fará somente depois de ter esgotado todos os recursos conservadores dos órgãos da reprodução.

Capítulo 2: dos deveres relativos à manutenção da dignidade profissional

Artigo 17º - Assim como a profissão médica investe aos que a abraçam de certos privilégios e imunidades que a acompanham, também lhes impõe o dever de exercê-la com estrito respeito ás regras que a deontologia médica instituiu para o governo e a disciplina dos que exercem a arte de curar (médicos, cirurgiões, farmacêuticos, dentista, parteiras, praticantes e enfermeiros).

Artigo 18º - Os médicos e os professores das escolas médicas não subscreverão nem assinarão, nem contribuirão para que se expeçam títulos, licenças ou atestados de idoneidade em benefício de pessoas incompetentes, ou que não tenham cursado estudos universitários), nem para favorecer aos que visivelmente tenham o propósito de exercer a medicina de acordo com sistemas exclusivos, arbitrários ou opostos aos princípios verdadeiros da ciência médica.

Artigo 19º - O médico deverá sempre ajustar sua conduta às regras da circunspeção, da probidade e da honra; ser um homem honrado no exercício da profissão assim como nos demais atos da sua vida. A pureza de costumes e os hábitos de temperança são também indispensáveis ao médico, porquanto sem um raciocínio claro e vigoroso não poderá exercer acertadamente o seu ministério,

Apêndice – Códigos de Ética Médica **153**

nem mesmo estar aparelhado para os acidentes que tão a miúdo exigem a rápida e oportuna intervenção da arte.

Artigo 20º - São ato contrário à honradez profissional, e em conseqüência condenados pela deontologia médica, os seguintes:

1º. Solicitar a alteração pública por meio de avisos, cartões particulares ou circulares em que se ofereça a pronta e infalível cura de determinadas moléstias;

2º. Exibir, publicar, ou permitir que se publique em jornais e revistas não consagrados à medicina, o relato de casos clínicos, operações ou tratamentos especiais;

3º. Anunciar ou publicar de qualquer forma que se prestam serviços ou se dão médicamentos gratuitos aos pobres;

4º. Exibir ou publicar atestado de habilidade ou competência e vangloriar-se publicamente do êxito obtido com sistemas, curas ou remédios especiais;

5º. Convidar para atos operacionais pessoas estranhas à medicina;

6º. Obter privilégio para a fabricação e venda exclusiva de instrumentos cirúrgicos e medicamentos secretos;

7º. Prescrever remédios secretos próprios ou de outras pessoas e expedir certificados em que se ateste a eficácia de medicamentos secretos; ou contribuir de alguma maneira para recomendar o seu uso;

8º. Substituir os médicos assistentes sem antes ter cumprido as regras prescritas no presente código;

9º. Instalar-se em casa do enfermo para observar marcha da moléstia, quando não são esperadas complicações graves, e prestar aos pacientes serviços da incumbência exclusiva dos praticantes assistentes e enfermeiros.

10º. Estabelecer gabinete de consulta ou clínica no mesmo pavimento ocupado por uma farmácia ou drogaria.

Artigo 21º - Os médicos estão no dever de combater o industrialismo e charlatanismo médico, qualquer que seja a sua forma, e opor-se por todos os meios legais ao preparo, a venda, propaganda e uso de medicamentos secretos, assim como as práticas grosseiras e absurdas, com que costumam explorar o público os charlatões e impostores. Igual conducta observarão ao respeito do exercício ilegal da profissão e métodos ou sistemas que não repousem sobre base cientista ou se encontrem em franca oposição com os fatos demonstrados pela observação e experiência.

Artigo 22º - Os médicos, ao oferecer ao público os seus serviços por meio de anúncios em publicações, limitar-se-ão a indicar seu nome, sobrenome, títulos científicos, especialidade a que se dedicam, dias e horas de consulta e o endereço de sua residência ou consultório. Qualquer outro oferecimento é considerado como ato de charlatanismo ou de industrialismo contrário à ética profissional.

Artigo 23º - O médico abster-se-á de toda recomendação pública ou privada que tenda a favorecer determinado farmacêutico ou estabelecimento de farmácia; mas, sim, poderá impedir que suas fórmulas sejam aviadas em farmácias cuja direção esteja a cargo de pessoas moralmente desacreditadas ou que por qualquer outro motivo se tornem indignas da confiança pública.

Artigo 24º - Os facultativos deverão abster-se de assistir gratuitamente das pessoas que possam pagar, sem causas justificadas, para não lesar os interesses dos demais colegas.

Capítulo 3: dos serviços profissionais entre médicos

Artigo 25º - O médico, sua mulher, assim como seus filhos, enquanto se encontrem sob o pátrio poder, têm direito aos serviços gratuitos dos médicos residentes na localidade e cuja assistência solicitem. Gozam de igual privilegio o pai, a mãe e outros parentes, sempre que residam na mesma casa e se encontrem visivelmente sob a imediata proteção do médico.

Artigo 26º - Se o médico que solicita a assistência de um colega reside em lugar distante e dispõe de suficientes recursos pecuniários, seu dever é remunerar ao colega cujos serviços utiliza, em proporção ao tempo empregado e ás perdas que possa ocasionar-lhe o abandono momentâneo de sua clientela.

Artigo 27º - Ficam excluídos dos benefícios a que se referem os artigos anteriores os médicos que não exerçam a profissão ou que se tenham dedicado por completo a outras ocupações ou negócios.

Capítulo 4: dos deveres dos médicos ao se substituírem

Artigo 28º - Quando um médico se afastar acidentalmente do exercício da profissão por motivos justificados e recomendar seus enfermos aos cuidados de um colega, este deve aceitar o encargo sem reserva de espécie alguma e desempenhá-lo com o maio zelo atendendo os interesses e o nome do substituído.

Artigo 29º - Se a assistência é de cura duração, os honorários serão entregues integralmente ao substituído; em caso contrário, ou quando o abandono da clientela é motivado por prazeres ou por ocupações e negócios permanentes estranhos à medicina, o colega ausente não tem direito aos benefícios da confraternidade e reservara para o substituto a remuneração que devidamente lhe corresponde por seus serviços. Em casos obstétricos e nos cirúrgicos de importância, que implicam fadigas e responsabilidade não comuns, os honorários pertencem ao substituto, quaisquer que sejam as circunstâncias.

Capítulo 5: das conferências ou consultas médicas

Artigo 30º - A rivalidade, os ciúmes e a intolerância em matéria de opiniões não devem ter guarida nas conferências médicas, ao contrário, a boa fé, a probidade, o respeito e a cultura se impõem como um dever nas relações profissionais dos médicos consultores entre si e com os assistentes.

Artigo 31º - As conferências médicas se dividem em duas categorias: as exigidas pelo doente ou por seus responsáveis ou interessados.[2]

---

[2] Embora no original que serviu para a tradução assim esteja, parece ter havido falha a impressão e esse artigo deve assim ser compreendido: As conferências médicas se dividem em duas categorias: as exigidas pelo assistente e as exigidas pelo doente ou seus responsáveis ou interessados.

Artigo 32º - O médico assistente pedirá conferência unicamente nos seguintes casos:

1º. Quando não puder fazer um diagnóstico firme;

2º. Quando não obtiver resultados satisfatórios no tratamento empregado;

3º. Quando necessitar dos auxílios de um especialista;

4º. Quando pela natureza do prognóstico precisar aliviar sua responsabilidade com outro colega.

Artigo 33º - O enfermo ou seus parentes poderá solicitar uma conferência quando não estejam satisfeitos com os resultados do tratamento empregado pelo médico assistente ou quando desejem uma confirmação da opinião deste.

Artigo 34º - Quando for o médico assistente quem provocar a conferência, competirá a ele indicar qual ou quais os colegas que considera capazes de ajudá-lo na solução do problema clínico ou de compartir com ele a responsabilidade do caso; mas o enfermo ou seus parentes poderá exigir a presença de médicos de sua confiança na conferência.

Artigo 35º - Quando for o enfermo ou seus parentes que solicitarem a conferência, o médico assistente deverá deixá-los em liberdade de escolher os consultores, uma vez que sejam todos médicos diplomados por uma faculdade nacional, mas também poderá exigir na conferência a presença de um colega escolhido por ele.

Artigo 36º - Reunida a conferência, o médico assistente fará o relato clínico do caso sem precisar diagnóstico nem prognóstico; porém, se achar conveniente ou necessário, entregará sua opinião por escrito em envelope fechado. Ato contínuo os médicos consultores examinarão livremente o enfermo. Reunida de novo a conferência, os consultores emitirão sua opinião começando pelo mais jovem e terminado pelo assistente que neste momento abrirá o envelope contendo sua opinião escrita ou a emitirá verbalmente se não a tiver escrito antes.

Artigo 37º - A discussão do caso nunca será feita em presença do enfermo ou seus parentes, a não ser com o consentimento de todos os

Apêndice – Códigos de Ética Médica **157**

facultativos em presença de todos eles. Naquele caso, não se emitirá opinião alguma a respeito de diagnóstico, prognóstico e tratamento que não seja o resultado das deliberações e acordo da junta.

Artigo 38º - As decisões da junta poderão ser modificadas pelo assistente se assim exigir alguma mudança no caráter ou curso da moléstia; mas tanto as modificações como as causas que as motivarem deverão ser expostas e explicadas na junta subseqüente. Idêntico privilégio com idênticas reservas serão aplicáveis a qualquer dos consultores se for chamado com urgência em alguma circunstância, por achar-se ausente o assistente ou impossibilitado de atender.

Artigo 39º - Os médicos ficarão no dever de comparecer pontualmente ás juntas para as quais tenham sido convocados. Se forem vários os médicos e algum se retardar, não sendo o assistente, os demais esperarão o ausente um quarto de hora terminado o qual procederão ao exame do enfermo. Se são dois unicamente e o primeiro a comparecer for o assistente, este poderá naturalmente ver o doente e prescrever, porém, se for o consultor quem chega primeiro, seu dever será esperar um quarto de hora e se não chegar o assistente, retirar-se sem visitar o enfermo. Entretanto, se o caso for de urgência, se o consultor estiver autorizado pelo assistente, ou não lhe for fácil voltar por causa da distância ou por outros motivos justificados, este poderá examinar o doente e antes de retirar-se, deixar sua opinião por escrito em envelope fechado, para ser transmitida ao médico assistente.

Artigo 40º - Nas conferências evitar-se-ão as dissertações profusas sobre temas doutrinários ou especulativos, limitando-se a resolver o problema clínico presente.

Artigo 41º - As discussões que se realizarem na conferência serão de caráter secreto e confidencial. A responsabilidade em tais casos será coletiva e não será permitido a nenhum dos médicos eximir-se por meio de juízos críticos ou censuras tendentes a desvirtuar a opinião de seus companheiros, ou a legitimidade cientista do tratamento combinado pela junta.

Artigo 42º - Se a divergência de opinião entre os facultativos for irreconciliável, considerar-se-á decisivo o voto da maioria; os médicos que estejam em minoria poderão consignar sua opinião por escrito e entregá-la ao médico assistente, o qual estará no dever de comunicá-la ao enfermo ou a seus parentes; se houver empate de opiniões tocará ao assistente resolver o que achar mais conveniente aos interesses do enfermo.

Artigo 43º - Se os consultores estiverem de acordo, mas divergirem da opinião do assistente, o dever deste será comunicar o fato ao doente ou a seus parentes para que estes decidam se querem continuar com seu antigo médico ou chamar outro.

Artigo 44º - Se a junta for composta unicamente do assistente e um consultor, e não conseguir chegar a um acordo, o dever de ambos será chamar um terceiro ou vários colegas e proceder de modo estatuído para as conferências de mais de dois médicos. Se isto não for possível por não haver mais médicos na localidade, submeter-se-á questão à decisão do enfermo ou de seus parentes, que ficarão então com liberdade de decidir.

Artigo 45º - O médico assistente é autorizado a lavrar e conservar uma ata das opiniões emitidas que, com ele, assinarão todos os consultores toda vez que, devido a razões de ordem privada ou outras relacionadas com a decisão da junta, creia necessário por sua responsabilidade a coberto de falsas interpretações, ou resguardar seu crédito perante o enfermo, seus parentes ou público.

Artigo 46º - Aos médicos consultores é terminantemente proibido voltar à casa do enfermo depois de terminada a conferência, salvo em caso de muita urgência ou autorização expressa do assistente, com anuência do enfermo ou de seus parentes.

Artigo 47º - Nenhum médico consultor pode tornar-se assistente do mesmo paciente durante a moléstia para a qual foi consultado. Esta regra tem as seguintes exceções:

1º. Quando o assistente ceder ao consultor voluntariamente a direção do tratamento.

2º. Quando se tratar de um cirurgião ou um especialista a quem o assistente deve ceder livremente a direção da assistência ulterior do enfermo com todas as responsabilidades.

3°. Nas circunstâncias previstas na parte final do artigo 44, isto é, quando não houver outro médico na localidade.

Artigo 48° - O médico consultor observará honesta e escrupulosa atitude no que se referir à reputação moral e científica do assistente, cuja conduta deverá justificar sempre que não coincida com a verdade dos fatos ou com os princípios fundamentais da ciência, em todo o caso a obrigação do consultor será atenuar o erro quando realmente houver e abster-se de juízo e insinuações capazes de afetar o crédito do médico assistente e a confiança de que for objeto por parte do enfermo e de seus parentes. O consultor evitará também as alterações extraordinárias, os cumprimentos indiretos e as oficiosidades de diversos gêneros de que costumam valerem-se as pessoas de má-fé, com o propósito indigno de adquirir notoriedade ou de cair nas graças dos enfermos e suas famílias.

Artigo 49° - Nenhum facultativo deve concorrer a conferências que não tenham sido promovidas pelo médico assistente, ou pelo doente ou seus parentes, de acordo com o assistente.

Artigo 50° - Não está autorizada a promover conferências o facultativo que é chamado acidentalmente para substituir o assistente, salvo em caso de muita urgência.

Artigo 51° - Incumbe ao médico assistente marcar dia e hora em que deve reunir-se a junta por circunstâncias especiais consinta em aceitar os indicados por um de seus colegas.

Artigo 52° - Os honorários profissionais correspondentes aos médicos consultores devem ser pagos logo após a terminação da consulta em própria casa do enfermo. Cumpre ao médico assistente lembrar esta obrigação ao enfermo ou a seus parentes, antes de serem chamados os consultores.

Capítulo 6: dos casos acidentais e da substituição médica

Artigo 53° - Os que se consagram à medicina devem recorrer aos seus próprios méritos e aptidões para exercê-la e adquirir clientela, porque a medicina não é uma indústria e sim uma profissão liberal.

Artigo 54º - O médico observará a mais estrita discrição em suas relações com os doentes assistidos por outros facultativos. Seu dever é abster-se de toda pergunta ou observação referente à moléstia de que padecem ou o tratamento que seguem e evitar quanto direta ou indiretamente possa diminuir a confiança depositada no médico assistente.

Artigo 55º - O facultativo que for chamado para um caso de urgência, por achar-se ausente o médico habitual ou o assistente, retirar-se-á ao chegar este, a menos que se lhe exija acompanhar o assistente.

Artigo 56º - Quando vários médicos forem chamados simultaneamente para um caso de doença repentina ou acidente, o doente ficará aos cuidados do que chegar primeiro, salvo decisão contrária do enfermo ou seus parentes. O que ficar encarregado da direção da assistência poderá escolher entre os restantes aqueles encarregado da direção da assistência, poderá escolher entre os restantes aquele ou aqueles cujo concurso julgue útil e necessário. O dever do dito médico será exigir que se chame o médico habitual da família, sempre que não seja convidado a continuar a assistência, só ou acompanhado do habitual.

Artigo 57º - O médico que for chamado para assistir a uma pessoa durante a ausência ou enfermidade do médico habitual da família, retirar-se-á ao regressar este ou restabelecer-se, se o próprio enfermo ou seus parentes não decidirem o contrário.

Artigo 58º - Entende-se por médico habitual de uma família aquele que geralmente consultado por dita família ou dito enfermo.

Artigo 59º - Um médico que é chamado para assistir um enfermo que está sendo tratado por outro médico deve ajustar sua conduta às seguintes regras:

1º. Deve propor uma consulta com o médico anterior e insistir na necessidade desta consulta.

2º. Se fracassar em seu propósito, deve procurar justificar a conduta de seu colega e reconquistar para o mesmo o confiança do enfermo e parentes.

3º. Cumprido estes deveres, pode encarregar-se da assistência do enfermo, depois de tudo informar ao colega que vai substituir.

Apêndice – Códigos de Ética Médica **161**

4°. Deve insistir em que se pague os honorários ao médico anterior.

Artigo 60° - O médico que visita seus enfermos fora da cidade é chamado para ver outro que apresenta alguma mudança ou piora nos sintomas e cujo médico habitual está ausente, seu dever é limitar-se a preencher as indicações de momento e não alterar o plano senão no estritamente necessário.

Artigo 61° - O médico chamado para atender um parto, por ausência do facultativo antes escolhido, está no dever de dirigir o tratamento e tem direito aos honorários se o fato ocorre sob sua direção; terminado porem a assistência, o seu dever é retirar-se, depois de haver entregue o caso ao médico previamente escolhido.

Capítulo 7: dos especialistas

Artigo 62° - Entende-se por especialistas o médico que além de possuir a ilustração geral indispensável, se consagra ao estudo particular e á pratica de um dos ramos da ciência médica.

Artigo 63° - O especialista que é chamado em consulta para examinar um doente e dar sua opinião sobre sintomas, fenômenos ou complicações sobrevindas no curso de uma moléstia, deve ir à casa do enfermo no dia e hora fixada pelo médico assistente; terminada a sua missão, não fará novas visitas, sem a anuência do dito médico devidamente autorizado pelo doente ou seus parentes.

Artigo 64° - O médico habitual que diagnosticar ou suspeitar em seu enfermo uma afecção que em sua opinião exige os recursos da cirurgia geral ou de alguma especialidade, indicara ao próprio doente ou aos seus parentes o cirurgião ou especialista que deve ser consultado. Se o enfermo ou seus parentes não aceitarem o candidato apresentado pelo médico habitual, este deixá-lo a em liberdade de escolher, porém não poderá eximir-se de toda responsabilidade ulterior nos resultados do tratamento empregado.

Artigo 65° - O especialista que se encarrega de um enfermo, com o consentimento do médico habitual, assume a direção do tratamento no que se refere à especialidade, porém agira sempre de acordo com

Guia de Bolso de Ética, Bioética e Deontologia Médica

aquele e suspendera sua intervenção facultativa logo que cesse a necessidade de seus serviços especiais.

Artigo 66º - Ao cirurgião escolhido como operador compete dirigir o tratamento desde o momento em que se decidir à intervenção cirúrgica, porem nunca prescindira da indispensável e útil colaboração do médico habitual do enfermo, o qual está no dever de cooperar para restabelecer a saúde de seu doente.

Artigo 67º - Quando dois ou mais cirurgiões ou especialistas consultados, compete ao médico habitual indicar quem deva encarregar-se do tratamento, pondo-se antes de acordo com o enfermo ou seus parentes e observado o que na parte final dispõe o artigo 58, quando assim considerar necessário aos seus interesses.

Artigo 68º - O cirurgião operador goza da mais completa liberdade na escolha de seus ajudantes e a ele compete fixar o lugar e o momento em que se deve realizar a operação.

Artigo 69º - O facultativo chamado na qualidade de especialista, para atender a um doente de outro médico, abster-se-á de toda alusão que direta ou indiretamente possa prejudicar o médico habitual em seu nome, crédito ou autoridade de que goze perante o enfermo ou seus parentes.

Capítulo 8: deveres médicos em certos casos de obstetrícia

Artigo 70º - Ao médico é terminantemente proibida pela moral e pela lei a interrupção voluntária da gestação, em qualquer de seus períodos; poderá, porém, provocar o aborto ou parto prematuro com um fim terapêutico nos casos de indicação clínica obrigatória.

Artigo 71º - Somente se procedera à interrupção da gestação depois de se ter cumprido os seguintes preceitos: ter coincidi com a opinião favorável de outros médicos e especialistas em obstetrícia; e ter-se obtido o consentimento dos pais da criança.

Artigo 72º - A embriotomia do feto vivo e viável está formalmente contraindicada pela ciência e severamente proibida pela deontologia. Quando por estreiteza pelviana ou outra causa dependente de

Apêndice – Códigos de Ética Médica **163**

mãe ou do feto, não for possível o parto pelas vias naturais, farse-
-á a pubiotomia ou a cesariana.

Artigo 73º - Se o caso se apresentar em uma localidade sem os recursos necessários para se intentar uma das ditas operações conservadoras
ou o médico não possuir a competência e a habilidade indispensáveis para semelhantes atos operatórios e não puder recorrer a
nenhum cirurgião; se depois de ter esgotado todos os meios disponíveis, a vida da mãe estiver em perigo pelo fato de não poder
verificar-se o parto, o médico, em benefício da saúde da mãe, fica
autorizada a executar a embriotomia do feto vivo.

Artigo 74º - O parteiro não praticará nem o parto prematuro terapêutico,
nem fará a embriotomia do feto vivo, sem a autorização da mãe.
Se esta não gozar do uso perfeito de suas faculdades mentais, o
parteiro pedirá a autorização necessária ao marido ou aos parentes mais próximos da mãe: pais, filhos, irmãos, etc.

Artigo 75º - Ao médico é terminantemente proibido aconselhar sistemas ou
processos destinados a impedir a fecundação da mulher. Poderá
fazê-lo se teme que a gestação possa ocasionar transtornos graves
na saúde da mulher ou determinar a agravação de enfermidades
preexistente; mas, nestes casos o médico assistente deverá provocar uma conferência com outros colegas, com o fim de precisar a
indicação e a urgência de semelhante procedimento.

Capítulo 9: do segredo do médico

Artigo 76º - O segredo médico é uma obrigação que depende da própria essência da profissão; o interesse público, a segurança dos enfermos,
a honra das famílias, a respeitabilidade do médico e dignidade
da arte exigem o segredo. Os médicos, cirurgiões, farmacêuticos,
dentistas e parteiras, assim como os praticantes e enfermeiros, estão no dever de conservar em segredo tudo quanto vejam, ouçam
ou descubram no exercício da sua profissão ou pelo fato do seu
ministério e que não deva ser divulgado.

Artigo 77º - O segredo pode ser recebido sob duas formas; o segredo explícito, formal e textualmente confiado pelo cliente; e o segredo implícito que resulta da natureza das coisas, que ninguém impõe e

que preside as relações dos clientes com os profissionais da medicina. Ambas as formas do segredo médico são invioláveis, à exceção dos casos especificados pela lei.

Artigo 78° - Aos profissionais da medicina é proibido revelar o segredo profissional fora dos casos estabelecidos pela deontologia médica. A revelação é o ato que faz passar o fato revelado do estado de fato secreto para o de fato conhecido. Não é necessário publicar o fato para que haja revelação; basta a confidência a uma pessoa isolada.

Artigo 79° - O segredo profissional pertence ao cliente. Os profissionais não incorrem em responsabilidade se revelam o segredo de que são depositários, quando estão autorizados para isso, em completa liberdade e conhecimento de suas conseqüências, pela ou pelas pessoas que lhe confiaram o segredo e sempre que a dita revelação não cause prejuízo a terceiro.

Artigo 80° - O médico não incorre de responsabilidade quando revela o segredo nos seguintes casos:

1°. Quando na sua qualidade de médico perito age como médico de uma companhia de seguros, ao informar sobre a saúde dos candidatos enviados para exames; quando está comissionado pela autoridade competente para examinar o estado físico ou mental de uma pessoa; quando designado para praticar autópsia ou perícias médico-legais de qualquer ordem, tanto no cível como no crime; quando age como médico de saúde e em geral, quando desempenha funções de médico perito.

2°. Quando na qualidade de médico assistente faz a declaração de moléstia infecto-contagiosa perante a autoridade sanitária e quando expede atestado de óbito. Em qualquer dos casos compreendidos no primeiro item, o médico pode eximir--se do encargo se a pessoa objeto do exame é cliente seu no momento de ser reconhecida ou si a declaração versar sobre estados anteriores para o qual foi consultado privadamente o mesmo médico.

Artigo 81° - O médico guardará o mais absoluto segredo se chegar a comprovar uma moléstia venérea em uma mulher casada. Não somente se absterá de torná-la conhecedora da natureza da moléstia como também evitará que sobre o marido recaia a suspeita de ser o autor do contágio. Conseqüentemente não dará nenhum atestado nem fará relato algum sobre isto, embora o marido dê o seu consentimento.

Artigo 82º - Se o médico souber que um de seus clientes em período contagioso de uma moléstia venérea pretende casar-se, empenhar-se-á em dissuadi-lo de seu intento, valendo-se de todos os meios possíveis. Se o cliente se mostrar surdo aos seus conselhos e insistir em levar a cabo o seu propósito, o médico ficará autorizado, sem incorrer em responsabilidade, não só para responder aos informes que lhe peça a família da noiva, como também para preveni--la, sem prévia consulta ou autorização do noivo.

Artigo 83º - O médico, sabendo que uma ama de leite está amamentando uma criança sifilítica, deve advertir os pais da criança, os quais estão na obrigação de levar isso ao conhecimento da ama de leite. Se recusarem fazê-lo, o médico, sem nomear a moléstia, imporá a ama de leite à necessidade de desmamar a criança imediatamente procurando que permaneça na casa o tempo necessário para certificar-se de que não foi contagiada. Se os pais não dão o seu consentimento e insistem em que a ama continue a amamentar a criança, o médico far-lhes-á as reflexões necessárias; se não obstante isto insistirem, o médico deve informar a ama de leite do risco que corre, contraindo uma moléstia contagiosa, se continuar à amamentação.

Artigo 84º - O médico pode, sem faltar ao seu dever, denunciar os delitos de que tenha conhecimento no exercício de sua profissão, de acordo com o que dispõe o Código Penal.

Artigo 85º - Quando se tratar de denúncia para evitar que se cometa um erro judicial, também será permitida a revelação do segredo.

Artigo 86º - Quando um médico é citado perante um tribunal como testemunha para depor sobre fatos que conheceu no exercício da profissão, deve escudar-se no segredo profissional e responder que considera confidenciais os fatos sobre os quais é interrogado.

Guia de Bolso de Ética, Bioética e Deontologia Médica

Artigo 87º- Quando um médico se vir obrigado a reclamar judicialmente os seus honorários, limitar-se-á a indicar o número de visitas e consultas especificando as diurnas e noturnas; o número de operações que tenha praticado, especificando as de alta cirúrgica e as de menor importância; o número de viagens que tenha feito fora da cidade para atender ao enfermo, especificando a distância e o tempo despendido em cada uma, etc., etc.; mas, em caso algum lhe é permitido revelar a natureza da moléstia nem a classe de operações praticadas. Estas últimas circunstâncias reserva-las-á o facultativo para expô-las, em caso necessário, perante os peritos médicos que possam ser designados para informar o tribunal.

Artigo 88º - O médico não deve responder às perguntas que lhe sejam feitas sobre a natureza ou caráter da moléstia de seu cliente; mas, é autorizado não só a dizer o prognóstico do caso aos mais íntimos do paciente, como também o diagnóstico, se alguma vez o julgar necessário para a salvaguarda de sua responsabilidade profissional ou para melhor direção do tratamento.

Capítulo 10: dos honorários profissionais

Artigo 89º - As visitas médicas se dividem em três categorias:

a. a visita ordinária, a que livremente faz o médico em horas que em sua opinião convenha aos interesses do paciente;

b. a visita de urgência, exigida imediatamente pelo doente ou na ausência de um colega impedido;

c. a vista a hora fixa, exigida pelo enfermo para sua comodidade pessoal.

Artigo 90º - As visitas de urgência e a hora fixa se dividem em diurnas; de 8 a.m a 9 p.m noturnas, de 9 p.m a 6 a.m matinais, de 6 a.m a 8 a.m. dominicais, as feitas em domingos e feriados.

Artigo 91º - A visita médica não terá um valor uniforme e sim variará conforme a natureza da moléstia, a distância entre o domicílio do enfermo e o do médico, a posição social do enfermo e a hierarquia do médico derivada de sua idade, seus títulos e a nomeada que tiver conquistado no conceito público.

Apêndice – Códigos de Ética Médica **167**

Artigo 92º -   As visitas à hora fixa e as de urgência terão um valor superior ao da visita ordinária e os seus honorários variarão conforme a hora e o dia em que se façam.

Artigo 93º-   Os honorários dos cirurgiões por intervenção de alta cirurgia serão fixados por convênios especiais em cada caso entre o facultativo e o cliente, podendo o cirurgião exigir o pagamento adiantado de uma parte ou da totalidade de seus honorários.

Artigo 94º-   Nas conferências médicas o médico assistente terá honorários iguais aos de cada um consultores.

Artigo 95º -   Os diretores de Casas de Saúde, Clínicas, Sanatórios, Consultórios e Laboratórios estão autorizados a estabelecer tabelas especiais para as consultas, aplicação de aparelhos e instrumentos especiais, operações cirúrgicas, assistência de partos, análises clínicas e bacteriologia, investigações biológica, hospitalização de enfermos, etc.

Artigo 96º -   A "Dicotomia" ou seja, a divisão de honorários feita sem conhecimento do enfermo ou de seus parentes, entre o médico assistente e o cirurgião, o especialista ou o consultor, é um ato contrário à dignidade profissional e expressamente condenado pela deontologia. Quando no tratamento de um enfermo, além do médico assistente, tiverem ingerência cirurgiões, especialistas ou consultores, as contas de honorários serão enviadas ao paciente ou seus parentes separadamente ou em conjunto, mas neste último caso serão especificados os honorários correspondentes a cada facultativo.

Artigo 97º -   Os profissionais da medicina, ao apresentar suas contas para cobrança de honorários, não especificarão as visitas, consultas, operações etc. a não ser que assim o exijam o paciente ou seus parentes, ou quando a cobrança se fizer judicialmente, seguindo as regras estabelecidas no artigo 79 deste Código.

Artigo 98º -   Os clientes que, sem razão justificada, se negarem a saldar seus compromissos pecuniários poderão ser demandados nos tribunais ordinários de justiça para pagamento de honorários profissionais, sem que este procedimento afete o nome, crédito ou conceito público de que goze o facultativo demandante.

Capítulo 11: do Conselho de Disciplina Profissional

Artigo 99° - Para conhecer, julgar e sentenciar sobre qualquer infração à disposições do presente Código, fica estabelecido o Conselho de Disciplina Profissional, cuja jurisdição se estende a toda a República.

Artigo 100° - Este conselho compor-se á de cinco membros escolhidos pela Academia de Medicina de dois em dois anos, por votação secreta e maioria absoluta de votos em uma sessão extraordinária convocada para este único fim nos primeiros quinze dias depois de se ter iniciado o período bienal do regulamento, entrando a compor três membros efetivos da Academia e dois doutores em Medicina e Cirurgia estranhos à Academia, porém todos domiciliados na mesma cidade. Na mesma sessão serão escolhidos cinco suplentes, nas mesmas condições dos efetivos para suprir na ordem de sua eleição as faltas absolutas ou temporais dos efetivos. Se faltarem dois suplentes, proceder-se-á a outra eleição numa sessão extraordinária da Academia, reunida para esse único fim.

Artigo 101° - As penas que o Conselho de Disciplina Profissional pode aplicar variam conforme o grau da falta ou sua reincidência, e são as seguintes:

1°. A advertência privada por escrito ao infrator;

2°. A admoestação verbal feita ao infrator em presença do Conselho;

3°. A interdição que consiste na exclusão do culpado das juntas médicas por um tempo que fixará o Conselho em sua sentença mas que em nenhum caso poderá execeder quatro meses ao impô-la pela primeira vez. Em caso de reincidência, essa pena ir-se-á duplicado.

Artigo 102° - Qualquer pessoa do grêmio médico (médicos, cirurgiões, farmacêuticos, etc.) estará habilitada para denunciar perante a Academia de Medicina as infrações, ao presente Código, sempre que a denúncia vier escrita firmada e acompanhada de provas que mereçam fé; também a Academia de Medicina poderá submeter de ofício ao Conselho os casos de faltas à deontologia médica de que tiver conhecimento.

Artigo 103º - Assim que o Conselho receber uma denúncia dirigida pela Academia de Medicina com todos os comprovantes, avisará o denunciado, comunicando-lhe as razões ou causas em que se funda a acusação e fixando-lhe um prazo razoável para apresentar verbalmente ou por escrito as razões que excluem ou justifiquem o fato denunciado.

Artigo 104º - Terminado o prazo a que se refere o artigo anterior, o Presidente do Conselho fixará dia e hora para reunir-se e deliberar. As sessões do Conselho sempre serão secretas e suas decisões definitivas e irrevogáveis.

Artigo 105º - Todas as decisões do Conselho serão comunicadas com caráter estritamente confidencial a todas as pessoas do grêmio médico da localidade em que resida o acusado, à Academia de Medicina e às Faculdades nacionais de ciências médicas.

Artigo 106º - O Conselho de Disciplina Profissional ditará seu regulamento interno e o submeterá à Academia de Medicina.

Capítulo 12: preceitos que se recomendam ao público seguir em benefício dos enfermos e da harmonia que deve reinar entre o grêmio médico

1º. São tantos e tão diversos os benefícios que o público recebe da caridade médica, incessantemente exercida, que a profissão, considerada como grêmio, tem legítimo direito à consideração e ao respeito da comunidade. Esta deve apreciar em todo o seu valor os títulos, méritos e trabalhos médicos; discernir entre a verdadeira ciência e as pretensões da ignorância, entre os médicos honrados e os industriais da medicina.

2º. O público deve favorecer e estimular por todos os meios e estudo das ciências médicas e nunca perseguir nem permitir que se persiga judicialmente os que, exercendo sua profissão com legítimos títulos e perfeita honorabilidade, cometam algum erro involuntário de graves conseqüências, ou seja, objeto de imputações malévolas, por acidente sobrevivendo em ato reparatório ou no curso dum tratamento qualquer, racionalmente concebido e corretamente aplicado.

3º. Todo doente deve escolher como médico uma educação científica regular e completa, pois não se pode supor que em medicina, ciência difícil e complexa como nenhuma, os conhecimentos sejam intuitivos ou se adquiram com mais facilidade que em qualquer outra.

4º. Na escolha de médico convém dar a preferência àquele cujos hábitos de vida sejam regulares e não manifestem inclinação excessiva aos prazeres nem a ocupações incompatíveis com o exercício de suas obrigações profissionais. Evitar-se-ão aqueles que pratiquem o industrialismo médico ou empreguem métodos e sistemas terapêuticos exclusivos, arbitrários ou opostos aos princípios fundamentais da ciência médica ou não cumpram os preceitos da moral médica.

5º. Escolhido o médico, convém não trocá-lo pois o facultativo que se familiariza, por uma experiência continuada, com a constituição, hábitos, disposições hereditárias e as idiosincrasias de seus doentes tem melhores probabilidades que qualquer outro de tratá-lo com inteligência e acerto.

6º. Os enfermos, qualquer que seja o seu sexo, comunicarão ao médico com toda precisão e clareza as causas a que atribuem o padecimento para o qual solicitam os auxílios da arte. A reserva em casos tais é sempre prejudicial. A vergonha, o pudor ou a delicadeza não são admissíveis quando se trata da sede e dos sintomas e causas da enfermidade.

7º. Os enfermos não devem fatigar o médico com narrações de circunstância e fatos não relacionados com afecção. Portanto, neste ponto, limitar-se-ão a responder em termos precisos as perguntas que se lhes dirijam, sem estender-se em explicações ou comentários que, longo de ilustrar, tendem mais a obscurecer a opinião do médico.

8º. O enfermo deve implícita obediência às prescrições médicas, as quais não lhe é permitido alterar de maneira alguma. Igual regra é aplicada ao regime dietético, ao exercício e qualquer outras indicações higiênicas que o facultativo creia necessário impor-lhe.

Apêndice – Códigos de Ética Médica **171**

9º. O enfermo deve evitar as visitas, ainda as simplesmente sociais ou amistosas de todo médico que não seja o que o trata, se não lhe for possível evitá-las, abster-se-á na conversa de faltar em sua moléstia, ou tratamento e regime que lhe tenham prescrito.

10º. Nem o enfermo nem seus parentes e amigos devem em caso algum chamar em consulta outros médicos, sem expresso consentimento do assistente; semelhante conduta, além de ser ofensiva para o médico assistente, é sempre muito prejudicial aos interesses do enfermo.

11º. O paciente ou seus parentes têm o direito de mudar de médico assistente quando não estiverem satisfeitos com o tratamento empregado por este ou por outras circunstâncias, mas antes de substituir o assistente é indispensável pagar-lhe os honorários vencidos e manifestar-lhe cortesmente as causas que motivaram esta resolução.

12º. O doente deve estar sempre preparado para receber o médico, a fim de não lhe ocasionar demoras prejudiciais; procurará chamá-lo pela manhã, antes de sua saída e evitará importuná-lo sem necessidade em horas que habitualmente se destinam às refeições e ao sono.

13º. O enfermo, uma vez restabelecido, não deve esquecer as obrigações de ordem moral que contribuiu com o médico, pois os serviços deste são de tal natureza que não bastam simplesmente remunerações pecuniárias para retribuí-los.

14º. Perguntar a um facultativo qual a moléstia de que sofre um paciente por ele visitado, como médico assistente ou consultor, é uma indiscrição que se choca com o dever do segredo médico que obriga os profissionais da medicina.

Código de Deontologia Médica (1931)

Código de Deontologia Médica aprovado pelo 1º Congresso Médico Sindicalista, no Boletim do Sindicato Médico Brasileiro, nº 8, agosto de 1931, p. 124-130.

Capítulo 1: dos deveres dos médicos para com os enfermos

Artigo 1º - A obrigação de atender o médico a chamados no exercício de sua profissão limitar-se-á aos casos seguintes:

1º. quando outro médico pedir a sua colaboração profissional;

2º. quando não houver outros facultativos no lugar onde exercer a profissão;

3º. em casos de urgência ou perigo imediato.

Artigo 2º - Se, na primeira visita a um doente, verificar o médico que a moléstia é contagiosa, poderá recusar a continuação de sua assistência, nos seguintes casos de iminente perigo de transmissão a terceiro:

1º. se for cirurgião e estiver prestes a praticar em outrem uma operação asséptica;

2º. se for parteiro e estiver comprometido a assistir uma mulher em parto próximo;

3º. se assistir, na ocasião, crianças a quem possa transmitir a moléstia.

Artigo 3º - O médico prestará os seus serviços profissionais atendendo mais às dificuldades e exigências da moléstia que a posição social dos seus clientes, ou aos recursos pecuniários de que estes disponham.

Artigo 4º - O médico em suas relações com o enfermo procurará tolerar seus caprichos e fraquezas, enquanto não se oponham às exigências do tratamento, nem exerçam influência nociva ao curso da afecção.

Artigo 5º - Ainda que o caráter, curso ou gravidade da moléstia exijam que o enfermo seja visitado com freqüência, o médico evitará as visitas desnecessárias, porquanto podem torná-lo suspeito de fins interesseiros.

Artigo 6º - O médico evitará, em seus atos, gestos e palavras, tudo que possa atuar desfavoravelmente no ânimo do doente e deprimi-lo ou alarmá-lo, sem necessidade; mas, se a moléstia for grave e se temer desenlace fatal, ou se forem previstas complicações capazes

Apêndice – Códigos de Ética Médica **173**

de determiná-lo, a notificação oportuna é de regra, e o médico a fará a quem, a seu juízo, deva sabê-lo.

Artigo 7º - O médico deve respeitar as crenças religiosas dos seus clientes, não se opondo ao cumprimento dos preceitos daí decorrentes, salvo nos casos em que a prática deles determinar alteração sensível nos cuidados terapêuticos, ou puder acarretar perigo iminente à vida do doente; outrossim, não deve sugerir ao incrédulo ou de crença diversa o exercício de preceitos da sua religião.

Artigo 8º - Não deve o médico abandonar nunca os casos crônicos ou incuráveis; e, nos difíceis e prolongados, será conveniente e, quiçá, necessário provocar conferências com outros colegas.

Artigo 9º - É dever moral do médico aconselhar a seus clientes e animá-los à correção, quando a moléstia de que padecem provém de hábitos viciosos ou de freqüentes transgressões da higiene.

Artigo 10º - As visitas de amizade ou sociais, de médico em exercício, a doente assistido por outro médico, deverão ser evitadas ou feitas em condições tais que anulem toda suspeita de fins interesseiros. Efetuando, todavia, a visita, o médico abster-se-á do comentários prejudiciais ao nome do assistente.

Artigo 11º - O consultório médico é terreno neutro, onde poderão ser recebidos e tratados todos os doentes, quaisquer que sejam os seus médicos habituais e as circunstâncias que tenham precedido a consulta.

Artigo 12º - De preferência, o médico deverá examinar mulher em presença de pessoa interessada.

Artigo 13º - Salvo caso de urgência, a anestesia geral não se fará sem a presença, pelo menos, de dois médicos.

Artigo 14º - Não devem ser praticadas operações em menores sem prévia autorização dos pais ou tutores. Tratando-se de maiores, mas incapazes de consentir, é de boa prática o médico obter, antes de intervir, o assentimento dos responsáveis legais. Excetuam-se, em ambas as hipóteses, os casos de urgência.

Artigo 15º - O cirurgião não poderá praticar intervenção alguma, destinada a esterilizar mulher, sem indicação terapêutica ou profilática para ela ou para a progênie; e, qualquer desses casos, somente a juízo de uma junta médica, no mínimo constituída por dois outros profissionais, lavrando-se imediatamente ata da ocorrência.

Artigo 16º - O médico não aconselhará nem praticará, em caso algum, a eutanásia; porque um dos propósitos mais sublimes da medicina é sempre conservar e prolongar a vida. Entretanto, ao profissional assiste o direito, que é também dever, de aliviar os que sofrem; mas esse alívio não pode ser levado ao extremo de dar a morte por piedade.

Capítulo 2: dos deveres relativos à manutenção da dignidade profissional

Artigo 17º - Assim como a profissão médica investe os que a abraçam de certos privilégios e imunidades que a acompanham, também lhes impõe o dever de exercê-la, com estrito respeito às regras que a Deontologia Médica instituiu para o governo e disciplina dos que praticam a arte de curar e nela cooperam (médicos, cirurgiões, farmacêuticos, dentistas, parteiras, estudantes de medicina e enfermeiros).

Artigo 18º - Os médicos e os professores das escolas médicas não subscreveram, não assinarão nem contribuirão para se expedirem títulos, licenças ou atestados de idoneidade em benefício de pessoas incompetentes, ou que não tenham cursado estudos universitários, nem para favorecer aos que, visivelmente, tenham o propósito de exercer a medicina de acordo com sistemas exclusivos, arbitrários ou opostos aos princípios assentes da ciência médica.

Artigo 19º - O médico deverá sempre ajustar sua conduta às regras da circunspeção, da probidade e da honra; honrado no exercício da profissão, assim como nos demais atos da vida. A pureza de costumes e os hábitos de temperança também são indispensáveis ao médico, porquanto, sem raciocínio claro e vigoroso, não poderá exercer acertadamente o seu ministério, nem mesmo estar aparelhado para os acidentes que, tão a miúdo, exigem a rápida e oportuna intervenção da arte.

Apêndice – Códigos de Ética Médica **175**

Artigo 20º - São atos contrários à honradez profissionais e, em conseqüência, condenados pela Deontologia Médica:

1º. solicitar atenção pública por meio de avisos, cartões particulares ou circulares em que se ofereça a pronta e infalível cura de determinadas moléstias;

2º. exibir, publicar, ou permitir que se publiquem em jornais ou revistas não consagradas à medicina casos clínicos, operações ou tratamentos especiais, exceto os resumos das sessões das sociedades médicas;

3º. anunciar ou publicar, de qualquer forma, que se prestam serviços ou se dão medicamentos gratuitos aos pobres;

4º. exibir ou publicar atestados de habilidade ou competência e ufanar-se publicamente do êxito obtido com sistemas, curas ou remédios especiais;

5º. convidar, para atos operatórios, pessoas estranhas à medicina;

6º. obter privilégio para fabricação e venda exclusiva de instrumentos cirúrgicos e medicamentos secretos;

7º. prescrever remédios secretos, próprios ou de outras pessoas, e expedir certificados em que se ateste a eficácia de medicamento secreto; ou contribuir, de alguma maneira, para recomendar o seu uso;

8º. substituir os médicos assistentes, sem antes ter cumprido as regras prescritas no presente Código;

9º. instalar-se em casa do enfermo para observar a marcha da moléstia, quando não esperadas complicações graves; e prestar aos doentes serviço da incumbência exclusiva dos praticantes, assistentes e enfermeiros;

10º. estabelecer gabinete de consulta ou clínica no mesmo pavimento ocupado por farmácia ou drogaria.

Artigo 21º - O médico tem o dever de combater o industrialismo e o charlatanismo profissional, qualquer que seja a sua forma, e opor-se, por todos os meios legais, ao preparo, venda, propaganda e uso de medicamento secreto assim como às práticas grosseiras e absurdas, com que os charlatões e impostores costumam explorar o público. Igual conduta observará a respeito do exercício ilegal da profissão e de métodos ou sistemas que não repousem sobre base científica ou se encontrem em franca oposição aos fatos demonstrados pela observação e experiência.

Artigo 22º - O médico, ao oferecer ao público os seus serviços, por meio de anúncios ou publicações, limitar-se-á a indicar o seu nome, sobrenome, títulos científicos, especialidades convenientemente definidas, dias e horas de consulta e o endereço de sua residência ou consultório. Qualquer outro oferecimento é considerado ato de charlatanismo ou de industrialismo, contrário à Ética profissional, ficando, pois, condenados, como meio indireto de anuncio, conselhos e receitas a consulentes, por correspondência, em jornais ou publicações semelhantes.

Artigo 23º - O médico abster-se-á de toda recomendação particular que tenda a favorecer determinado farmacêutico ou estabelecimento de farmácia; mas poderá impedir que suas fórmulas sejam aviadas em farmácias cuja direção esteja a cargo de pessoas moralmente desacreditadas, ou que, por qualquer outro motivo, se tornem indigna da confiança pública.

Artigo 24º - Para não lesar os interesses dos demais colegas, o facultativo deverá abster-se de assistir gratuitamente, sem causa justificável, pessoas que possam pagar honorários médicos.

Capítulo 3: dos serviços profissionais entre médicos

Artigo 25º - O médico, sua mulher, assim como seus filhos enquanto se encontrem sob o pátrio poder, têm direito aos serviços gratuitos dos médicos residentes na localidade e cuja assistência solicitem. Gozam de igual privilégio o pai, a mãe e outros parentes, sempre que residam na mesma casa e se encontrem visivelmente sob a imediata proteção do médico.

Artigo 26º - Se o médico, que solicita a assistência de um colega, reside em lugar distante e dispõe de suficientes recursos pecuniários, deve remunerar o colega, cujos serviços utilizar, em proporção ao tempo empregado e ao prejuízo que possa ocasionar-lhe o abandono momentâneo a sua clientela.

Artigo 27º -   Ficam excluídos dos benefícios a que se referem os artigos anteriores os médicos que não exerçam a profissão, ou que se tenham dedicado, por completo, a outras ocupações ou a negócios.

Capítulo 4: deveres dos médicos ao se substituírem

Artigo 28º -   Quando o médico se afastar acidentalmente do exercício da profissão, por motivo justificado, e recomendar seus enfermos aos cuidados de um colega, este deve aceitar o encargo, sem reservas de espécie alguma, e desempenhá-lo com o maior zelo, atendendo aos interesses e ao nome do substituído.

Artigo 29º -   Sendo a assistência de curta duração, os honorários serão entregues totalmente ao substituído; em caso contrário, ou quando o abandono da clientela for motivado por prazeres ou por ocupações e negócios permanentes, estranhos à medicina, o colega ausente não terá direito aos benefícios da confraternidade e reservará para o substituto a remuneração que devidamente lhe corresponda pelos seus serviços. Em casos obstétricos, nos cirúrgicos de importância, que implicam fadiga e responsabilidade não comuns, os honorários pertencem ao substituto, quaisquer que sejam as circunstâncias.

Capítulo 5: das conferências médicas

Artigo 30º -   A rivalidade, os ciúmes e a intolerância, em matéria de opiniões, não devem ter guarida nas conferências médicas; ao contrário, a boa-fé, a probidade, o respeito e a cultura se impõem, como um dever, nas relações profissionais dos médicos conferentes entre si e com o assistente.

Artigo 31º -   As conferências médicas se dividem em duas categorias: as exigidas pelo assistente e as exigidas pelo doente ou por seus responsáveis ou interessados.

Artigo 32º -   O médico assistente pedirá conferências unicamente nos seguintes casos:

1º. quando não puder fazer um diagnóstico firme;

Guia de Bolso de Ética, Bioética e Deontologia Médica

2º. quando não obtiver resultado satisfatório no tratamento empregado;

3º. quando necessitar dos auxílios de um especialista;

4º. quando, pela natureza do prognóstico, precisar dividir sua responsabilidade com outro colega.

Artigo 33º - O enfermo ou os interessados poderão solicitar uma conferência quando não estejam satisfeitos com os resultados do tratamento empregado pelo médico assistente, ou quando desejem confirmação da opinião destes.

Artigo 34º - Quando o médico assistente provocar a conferência, competir-lhe-á a indicação de qual ou quais colegas considera capazes de ajudá-lo na solução do problema clínico, ou de compartir com ele a responsabilidade do caso; mas o enfermo ou os interessados poderão exigir a presença de médicos de sua confiança na conferência.

Artigo 35º - Quando o enfermo ou os interessados solicitarem a conferência, o médico assistente deverá deixar-lhe a liberdade de escolher conferentes, uma vez que sejam todos diplomados por faculdade nacional; mas também poderá existir na conferência a presença de um colega da sua escolha.

Artigo 36º - Reunida a conferência, o médico assistente fará o relato clínico do caso, sem precisar diagnóstico nem prognóstico; se ,porém, o achar conveniente ou necessário, entregará a sua opinião por escrito, em sobrecarta fechada.

Ato contínuo os médicos conferentes examinarão livremente o enfermo. Reunida de novo a conferência, os facultativos emitirão o seu parecer, começando pelo mais jovem e terminando pelo assistente, que neste momento abrirá a sobrecarta com a sua opinião escrita, ou emitirá verbalmente, se antes não a tiver escrito. Competira ao assistente resumir a opinião de seus colegas e formular as conclusões, que serão submetidas à decisão da junta. O resultado final das deliberações será comunicado pelo assistente ao doente ou aos interessados.

Artigo 37º - A discussão do caso nunca será feita em presença do enfermo ou dos interessados, a não ser com o consentimento dos facultativos

Apêndice – Códigos de Ética Médica **179**

e na presença de todos. Nesse caso, não se emitirá opinião alguma a respeito de diagnóstico, prognóstico e tratamento que não seja o resultado das deliberações e do acordo da junta.

Artigo 38º - As decisões da junta poderão ser modificadas pelo médico assistente, se assim o exigir alguma mudança no caráter ou no curso da moléstia; mas, tanto as modificações como as causas que a motivarem deverão ser expostas e explicadas na junta subseqüente. Essa autorização, com idênticas reservas, é facultada a qualquer dos conferentes se for chamado com urgência, em qualquer circunstância, por se achar ausente ou impossibilitado de atender.

Artigo 39º - Os médicos têm obrigação de comparecer pontualmente às juntas para as quais tenham sido convidados. Se forem vários os médicos, e algum tardar (não sendo esse o assistente), os demais o esperarão por um quarto de hora, terminado o qual procederão ao exame do enfermo. Se forem dois unicamente, e o primeiro a comparecer for o assistente, este poderá naturalmente ver o doente e prescrever; se, porém, for o conferente quem chegar primeiro, o seu dever será esperar um quarto de hora: e se o assistente não chegar nesse prazo, retirar-se-á sem examinar o enfermo. Entretanto, se o caso for de urgência, se o conferente estiver autorizado pelo assistente, ou não lhe for possível voltar, por causa da distância ou por outros motivos justos, poderá examinar o doente e, antes de retirar-se, deixar sua opinião por escrito em sobrecarta fechada, para ser entregue ao médico assistente.

Artigo 40º - Os conferentes evitarão as dissertações profusas sobre temas doutrinários ou especulativo, limitando-se a resolver o problema clínico presente.

Artigo 41º - As discussões que se realizarem na conferência serão de caráter secreto e confidencial, a responsabilidade em tais casos é coletiva e solidária; nenhum dos médicos poderá, pois, dela se eximir por meio de juízo críticos ou censuras tendentes a desvirtuar a opinião de seus companheiros, ou legitimidade científica do tratamento combinado.

Artigo 42º - Se a divergência de opinião entre os facultativos for irreconciliável, considerar-se-á decisivo o parecer da maioria; mas os conferentes em minoria poderão consignar sua opinião por escrito e entregá-lo ao médico assistente, que terá o dever de comunicá-la ao enfermo ou aos interessados; se houver empate de opiniões, caberá ao assistente cumprir o que achar mais conveniente aos interesses do enfermo.

Artigo 43º - Se o conferentes estiverem de acordo, mas divergirem da opinião do assistente, o dever deste será comunicar o fato ao doente ou aos interessados, para que decidam se querem continuar com o mesmo assistente ou convidar outro.

Artigo 44º - Se a junta for composta apenas do assistente e de um conferente e se não conseguir chegar a acordo, o dever de ambos será chamar terceiro ou vários colegas, e proceder do modo estatuído para as conferências de mais de dois médicos. Se não houver outros médicos na localidade, submeter-se-á a questão à decisão do enfermo ou dos interessados, que ficarão, assim, com liberdade de resolver.

Artigo 45º - O médico assistente é autorizado a lavrar e conservar uma ata das opiniões emitidas, a qual assinarão com ele todos os conferentes, cada vez que, em virtude de razões de ordem, privada ou outras relacionadas com a decisão da junta, julgue necessário pôr a sua responsabilidade a coberto de falsas interpretações, ou resguardar o seu crédito perante o enfermo, os interessados ou o público.

Artigo 46- Aos médicos conferentes é terminantemente proibido voltar à casa do enfermo depois de terminada a reunião, salvo em caso de urgência, ou por autorização expressa do assistente, com a anuência do enfermo ou dos interessados.

Artigo 47º - Nenhum médico conferente pode tornar-se assistente do mesmo enfermo durante a moléstia para a qual foi consultado. Esta regra tem as seguintes exceções:

1º. quando o assistente ceder ao conferente, por ato voluntário, a direção do tratamento;

2º. quando se tratar de cirurgião ou especialista, a quem o assistente deve ceder livremente a direção da assistência ulterior do enfermo, com todas as responsabilidades;

3º. nas circunstâncias previstas na parte final do art. 44, isto é, quando não houver outro médico na localidade.

Apêndice – Códigos de Ética Médica **181**

Artigo 48° - O médico conferente observará honesta e escrupulosa atitude no que se referir à reputação moral e científica do assistente, cuja conduta deverá justificar, sempre que não coincida com a verdade do fatos ou com os princípios fundamentais da ciência; em todo caso, a obrigação do conferente será atenuar erro, quando realmente o houver, e abster-se de juízo e insinuações capazes de prejudicar o crédito do médico assistente e a confiança de que for depositário, por parte do enfermo e interessado. O conferente evitará também as atenções extraordinárias, ou cumprimentos indiretos e as oficiosidades de diversos gêneros de que costumam valer-se as pessoas de má-fé, com o propósito indigno de adquirir notoriedade, ou de cair nas graças do enfermos e suas famílias.

Artigo 49° - Nenhum facultativo deve concorrer a conferências que não tenham sido promovidas pelo médico assistente, ou pelo doente ou interessados, de acordo com assistente.

Artigo 50° - Não fica autorizado a promover conferências o facultativo chamado acidentalmente para substituir o assistente, salvo em casos de muita urgência.

Artigo 51° - Incumbe ao médico assistente marcar o dia e a hora em que deve reunir-se a junta, a não ser que, por circunstâncias especiais, consistam em aceitar os médicos indicados por um dos seus colega.

Artigo 52° - Os honorários profissionais, atribuídos aos médicos conferentes, devem ser pagos logo após a terminação da conferência e na própria casa do enfermo. Cumpre ao médico assistente lembrar essa obrigação ao enfermo ou aos interessados, antes de chamados os conferentes.

Capítulo 6: dos casos acidentais e da substituição médica

Artigo 53° - Os que se consagram à medicina devem recorrer aos seus próprios méritos e aptidões para exercê-la e adquirir clientela, porque a medicina não é comércio nem indústria, e sim profissão liberal.

Artigo 54° - O facultativo que for chamado para caso de urgência, por achar-se ausente o médico habitual ou assistente, retirar-se-á ao chegar este, a não ser que se lhe peça acompanhar o assistente.

Artigo 55º - Quando vários médicos forem chamados simultaneamente para caso de moléstia repentina ou acidente, o enfermo ficará aos cuidados do que chegar primeiro, salvo decisão contrária do doente ou interessados. O que ficar encarregado da assistência poderá escolher, entre os restantes, aquele ou aqueles cujo concurso julgue útil ou necessário. O dever do médico nesse caso será de exigir que se chame o médico habitual da família, sempre que não seja convidado a continuar a assistência, só ou acompanhado do médico habitual.

Parágrafo único - O médico de institutos oficiais, tais como Assistência Pública, em caso de socorro público não deve continuar como médico assistente ou particular o tratamento do doente a quem haja atendido por motivo daquele serviço.

Artigo 56º - O médico chamado para assistir uma pessoa, durante a ausência ou enfermidade do médico habitual da família, retirar-se-á, ao regressar este ou restabelecer-se, a se o próprio enfermo ou só os interessados não decidirem o contrário.

Parágrafo único - Em caso de parto ou intervenção cirúrgica, o médico que iniciar a intervenção deverá concluí-la, entregando o doente aos cuidados do médico habitual da família, salvo decisão desta em contrário.

Artigo 57º - Entende-se por médico habitual de uma família ou um enfermo aquele que é normalmente consultado por essa família ou esse enfermo.

Artigo 58º - O médico chamado para assistir um enfermo que está sendo tratado por outro deve ajustar sua conduta ás seguintes regras:

1º. Deve propor uma conferência com o médico anterior e insistir na necessidade dessa conferência;

2º. Se fracassar esse propósito, deve procurar justificar a conduta de seu colega e reconquistar para o mesmo a confiança do enfermo e dos interessados;

3º. Cumpridos estes deveres, depois de informar tudo ao colega que vai substituir, deve insistir em que se paguem os honorários ao médico anterior.

Apêndice – Códigos de Ética Médica 183

Artigo 59° - Um facultativo que está fora da cidade em visita a doente, se é chamado para ver outro que apresente mudança ou piora nos sintomas, e cujo médico habitual está ausente, deve limitar-se a preencher as indicações do momento, e não alterar o tratamento senão no estritamente necessário.

Capítulo 7: dos especialistas

Artigo 60° - Entende-se por especialista o profissional que, além de possuir a cultura geral indispensável, se consagra ao estudo particular e à prática de um dos ramos da ciência médica.

Artigo 61° - O especialista chamado em conferência para examinar um doente e dar sua opinião sobre sintomas, fenômenos ou complicações no curso de uma moléstia deve ir à casa do enfermo, no dia e hora combinados com o médico assistente; devidamente autorizado pelo doente ou os interessados.

Artigo 62° - O médico habitual que diagnosticar ou suspeitar, em seu enfermo, uma moléstia que, em sua opinião, exige os recursos da cirurgia geral ou de alguma especialidade, poderá indicar ao próprio doente ou aos interessados o cirurgião ou especialista que deve ser consultado. Se o enfermo ou os interessados não aceitarem o facultativo apresentado pelo médico assistente, este deixar-lhes-á a liberdade de escolher; poderá, porém, eximir-se de toda a responsabilidade ulterior, nos resultados do tratamento empregado.

Artigo 63° - O especialista que se encarregar de um enfermo, com o consentimento do médico assistente, assumirá a direção do tratamento no tocante à especialidade; agirá, porém, sempre de acordo com aquele, e suspenderá sua intervenção eventual logo que cesse a necessidade dos seus serviços especiais.

Artigo 64° - Ao cirurgião escolhido como operador compete dirigir o tratamento, desde o momento em que se decidirá a intervenção cirúrgica; não deve, porém, prescindir da indispensável e útil colaboração do médico assistente, que tem obrigação de cooperar para restabelecer a saúde do doente.

Guia de Bolso de Ética, Bioética e Deontologia Médica

Artigo 65º - Quando são dois ou mais cirurgiões ou especialistas convocados, compete ao médico assistente indicar quem deva encarregar-se do tratamento, pondo-se, antes, de acordo com o enfermo ou os interessados e observando o que na parte final dispõe o artigo 44, quando assim considerar necessário aos seus interesses.

Artigo 66º - O cirurgião operador goza da mais completa liberdade na escolha de seus ajudantes, e a ele compete fixar o lugar e o momento em que se deva realizar a operação.

Artigo 67º - O facultativo chamado, na qualidade de especialista, para atender a doente de outro médico abster-se-á de qualquer alusão que, direta ou indiretamente, possa prejudicar o assistente, em seu nome, crédito ou autoridade de que goze perante o enfermo ou os interessados.

Capítulo 8: deveres médicos em certos casos de obstetrícia

Artigo 68º - Ao médico é terminantemente proibida, pela moral e pela lei, a interrupção voluntária da gestação, em qualquer de seus períodos; poderá, porém, provocar o abortamento ou parto prematuro, uma vez verificada, por junta médica, necessidade terapêutica ou profilática.

Artigo 69º - Em caso de distocia, sempre que possível, será salva a vida do feto, desde que, para isso, não tenha de correr risco a vida da parturiente.

Artigo 70º - O parteiro não praticará o abortamento nem o parto prematuro, terapêutico ou profilático, nem fará intervenção que possa sacrificar a vida do feto, sem autorização necessária ao marido ou aos parentes mais próximos da gestante: pais, filhos, irmãos, etc.

Artigo 71º - Ao médico é proibido aconselhar sistemas ou processos destinados a impedir a fecundação da mulher. Poderá fazê-lo somente se temer que a gestação venha a ocasionar transtornos graves na saúde da mulher ou determinar a agravação de enfermidades pre-existentes ou, ainda, prejudicar a progênie.

Artigo 72º - Quando a vida da gestante correr perigo e o médico, por princípios religiosos ou filosóficos, não praticar a interrupção da

Apêndice – Códigos de Ética Médica **185**

gestação, deve comunicar à família as suas convicções religiosas ou filosóficas, em relação ao caso, e confiar a doente aos cuidados de outro colega.

Capítulo 9: do segredo médico

Artigo 73º - O segredo médico é uma obrigação que decorre da própria essência da profissão: o interesse público, a segurança dos enfermos, a honra das famílias, a respeitabilidade do médico e a dignidade da arte o exigem.

Os médicos, cirurgiões, farmacêuticos, dentistas e parteiras, assim como os estudantes de medicina e enfermeiros, estão no dever de conservar em segredo tudo quanto vejam, ouçam ou descubram no exercício da sua profissão ou pelo fato de seu ministério, e que não deva ser divulgado.

Artigo 74º - O segredo pode ser recebido sob duas formas: o segredo explícito, formal e textualmente confiado pelo cliente; e o segredo implícito, resultante da própria natureza das relações dos clientes com os profissionais da medicina. Ambas as formas do segredo são invioláveis, à exceção dos casos especificados em lei.

Artigo 75º - Aos profissionais da medicina é proibido revelar o segredo profissional, fora dos casos estabelecidos pela Deontologia Médica. Não é necessário publicar o fato para que haja revelação; basta a confidência a uma pessoa isolada.

Artigo 76º - Os profissionais não incorrem em responsabilidade se revelam o segredo de que são depositários quando estão autorizados para isso, pela ou pelas pessoas que lhes confiaram em plena liberdade e conhecimento das conseqüências da revelação, e sempre que esta não cause prejuízo a terceiro.

Artigo 77º - O médico não incorre em responsabilidade quando revela o segredo nos seguintes casos:

a. como testemunha em juízo;

b. nas funções de perito médico-legal e nos respectivos pareceres;

c. quando, como médico de uma companhia de seguros, se comunicar oficialmente com os demais médicos da companhia;

d. no boletim de saúde dos homens de notoriedade, contanto que omita o diagnóstico;

e. nas papeladas das enfermarias;

f. nos atestados de óbito;

g. nos atestados médicos;

h. na notificação de moléstia infecto-contagiosa;

i. no exame pré-nupcial;

j. nas inspeções de saúde, em comunicação oficial com as respectivas autoridades médicas.

Artigo 78° - O médico guardará absoluto segredo se chegar a comprovar moléstia venérea em mulher casada. Evitará que do conhecimento do diagnóstico pela doente ou por seu marido possa advir dissensão conjugal; entretanto deverá tomar e aconselhar medidas tendentes a impedir novas contaminações.

Artigo 79° - Se o médico souber que um dos seus clientes, em período contagiante de moléstia venérea, pretende se casar, empenhar-se-á em dissuadi-lo de seu intento, valendo-se de todos os meios possíveis. Se o cliente se mostrar surdo aos seus conselhos e insistir em levar a cabo o proposto, o médico, depois de prevenir o recalcitrante, ficará na obrigação de levar o fato ao conhecimento dos pais ou tutores da noiva, e, sendo esta maior, à própria noiva.

Artigo 80° - Em caso de ama sifilítica amamentar criança não sifilítica, o médico deverá notificar aos pais ou responsáveis pelo lactente a doença e o risco do contágio, devendo proceder de igual forma em caso de ama sã que amamente a criança sifilítica.

Artigo 81° - Cabe ao médico, sem faltar ao seu dever, denunciar os delitos de que tenha conhecimento no exercício de sua profissão, de acordo com o que dispõe o Código Penal.

Parágrafo único - É dever de honra de todo facultativo ir espontaneamente à presença da justiça, esclarecê-la, para evitar erros judiciários.

Artigo 82º - Quando o médico for constrangido a reclamar judicialmente os honorários, limitar-se-á a indicar o número de visitas e consultas, especificando: as de alta cirurgia e as de menor importância; o número de viagens que tenha feito fora da cidade para atender ao enfermo, precisando a distância e o tempo despendido em cada uma; mas, em caso algum lhe é permitido revelar a natureza da moléstia nem a classe de operações praticadas. Essas últimas circunstâncias reserva-la-á o facultativo para expô-las, se for necessário, ao peritos médicos que sejam designados para informar ao tribunal.

Artigo 83º - O médico não deve responder às perguntas que lhe forem feitas sobre a natureza ou caráter da moléstia do seu cliente; mas é autorizado não só a dizer uma vez que o julgue necessário para salvaguarda de sua responsabilidade profissional ou para melhor direção do tratamento.

Capítulo 10: dos honorários profissionais

Artigo 84º - As visitas médicas se dividem em três categorias:

a. visita ordinária, a que livremente faz o médico em hora, a seu ver, conveniente aos interesses do enfermo;

b. visita de urgência, exigida imediatamente pelo doente ou na ausência de colega impedido;

c. visita as horas fixas, marcadas pelo enfermo para sua comodidade pessoal.

Artigo 85º - As visitas de urgência e a hora fixa se dividem em:

- Matinais- das 6 às 8 horas;

- Diurnas- das 8 às 21 horas;

- Noturnas- das 21 às 6 horas;

- Especiais- feitas em domingos e feriados.

Artigo 86º - A visita médica não terá valor uniforme e sim variará, conforme a natureza da moléstia, a distância entre o domicílio do enfermo e o do médico, a posição social do enfermo e a hierarquia do médico, derivada de sua idade, seus títulos e a nomeada que tiver conquistado no conceito público.

Artigo 87º - As visitas à hora fixa e as de urgência terão valor superior ao da visita ordinária, e os seu honorários variarão conforme a hora e o dia em que se façam.

Artigo 88º - Os honorários dos cirurgiões, por intervenção de alta cirurgia, serão fixados por convênios especiais, em cada caso, entre o facultativo e o cliente, podendo o cirurgião exigir o pagamento adiantado de uma parte ou da totalidade de seus honorários.

Artigo 89º - Nas conferências médicas exigidas pela família, o médico assistente terá honorários iguais aos de cada um dos conferentes.

Artigo 90º - Os diretores de Casas de Saúde, Clínicas, Sanatórios, Consultórios e Laboratórios são obrigados a estabelecer tabelas especiais para as consultas, aplicações de aparelhos e instrumentos, tratamentos, especiais, operações cirúrgicas, assistência de partos, análises químicas e bacteriológicas, investigações biológicas, hospitalização de enfermos, etc.

Artigo 91º - A dicotomia, ou seja a divisão de honorários, feita sem o conhecimento do enfermo ou dos interessados, entre o médico assistente e o cirurgião, o especialista ou o conferente, é um ato contrário à dignidade profissional, e expressamente condenado pela Deontologia. Quando, no tratamento de um enfermo, além do médico assistente, intervierem cirurgiões, especialistas ou conferentes, as contas de honorários serão enviadas ao doente ou aos interessados, separadamente ou em conjunto, mas, neste último caso, serão especificados os honorários de cada facultativo.

Artigo 92º - Os profissionais da medicina, ao apresentarem as suas contas para cobrança de honorários, não especificarão as visitas, consultas, operações, etc., a não ser que assim o exijam o doente ou os interessados, ou, quando a cobrança se fizer judicialmente, seguindo-se então, as regras estabelecidas no artigo 82 deste Código.

Artigo 93º - Os clientes que, sem razão justificada, se negarem a saldar seus compromissos pecuniários poderão ser demandados nos tribunais ordinários de justiça para pagamento de honorários profissionais, sem que esse procedimento desabone o nome, o crédito ou o conceito público de que goze o facultativo litigante.

Capítulo 11 – o médico e a saúde pública

Artigo 94° - Todo médico, seja ou não clínico, seja ou não funcionário público, deve colaborar, da melhor maneira possível, no que se refere à manutenção da saúde pública, e ser um propagandista sincero de todas as medidas de higiene individual e coletiva que visem o bem comum.

Artigo 95° - Quando em suas funções clínicas observar o médico hábitos viciosos e práticas reprováveis prejudiciais ao indivíduo e a outrem, é seu dever aconselhar cuidadosamente à família ou ao doente, fazendo-lhe ver os inconvenientes atuais ou remotos desse costumes ou práticas.

Artigo 96° - Para ser útil à saúde coletiva, não descurará o médico os seus estudos de higiene e andará familiarizado com as leis sanitárias a cujas disposições esteja sujeito, para fiel cumprimento delas.

Artigo 97° - O médico notificará escrupulosamente a autoridade sanitária a existência de doentes de moléstia infecciosa em sua clínica, lembrando-se de que isto é um dever legal e moral imposto pelo interesse da coletividade.

Artigo 98° - Na prescrição de entorpecentes, deve o médico cingir-se às exigências absolutamente necessárias ao doente, agindo sempre de acordo com os preceitos da lei e dos regulamentos que regem a matéria.

Artigo 99° - Não se entregue ao exercício da medicina o médico atacado de moléstia repugnante ou contagiosa.

Artigo 100° - O médico deve escrever as suas receitas por extenso, legivelmente, em vernáculo, mencionando sempre nas mesmas a sua residência ou consultório, e, bem assim, o nome e a residência do doente; deve evitar abreviaturas, sinais e algarismos; usar o sistema métrico decimal; indicar as doses e o modo de administrar os remédios, mormente si interna ou externamente; e datá-las e assiná-las.

Artigo 101º - Não deve o médico indicar determinada farmácia, exercer simultaneamente a medicina e a farmácia, nem ter contrato para explorar a indústria farmacêutica. Ao médico, entretanto, compete desaconselhar a procura de qualquer farmácia, quando julgar conveniente ao interesse do doente, de acordo com o que dispõe o artigo 23 do presente Código.

Capítulo 12: o médico e a justiça

Artigo 102º - Qualquer médico pode ser nomeado para verificar fatos de ordem médica no esclarecimento de questões de que a Justiça necessite, no desempenho das funções do perigo. É para desejar, entretanto, pelo menos nos grandes centros, que os próprios médicos sejam os primeiros a mostrar às autoridades e às partes a necessidade de serem escolhidos para esses mistérios profissionais que tenham competência especial sobre o assunto e idoneidade comprovada e que, por isso mesmo, podem servir melhor à Justiça.

Artigo 103º - Quando o médico for nomeado perito e não possa aceitar a incumbência, porque se julgue incompetente, deverá comparecer perante a autoridade e solicitar-lhe dispensa, antes de qualquer compromisso.

Artigo 104º - Quando um doente se opuser ao exame ou a particularidades deste, não assumam os peritos quaisquer atitudes sem levar antes o fato ao conhecimento da autoridade.

Artigo 105º - Nos seus laudos, nunca ultrapassarão os peritos a esfera das suas atribuições e da sua competência.

Artigo 106º - Quando forem nomeados para estudar questões em que sejam parte colegas seus, lembrem-se os profissionais de que devem pôr à margem qualquer espírito de classe ou camaradagem, procurando apenas servir a justiça com toda imparcialidade.

Artigo 107º - Tratando-se principalmente de acidente no trabalho, proceda sempre o médico de tal sorte que evite toda suspeita de qualquer ligação ou interesse com o operário ou com o patrão, em dano da parte contrária.

Artigo 108º - Quando não houver disposição em contrário, os atestados médicos comuns devem ser passados nas folhas usuais do receituário, em que se contém o nome, títulos e endereços do profissional.

Capítulo 13: do conselho de disciplina profissional

Artigo 109º - Para conhecer, julgar e sentenciar sobre qualquer infração às disposições do presente Código, fica instituído o Conselho de Disciplina Profissional, cuja jurisdição se estende a todo o território pátrio.

Artigo 110º - Este Conselho compor-se-á de 7 membros, eleitos de 2 em 2 anos, por votação secreta e maioria absoluta de votos, em uma Assembléia Extraordinária de toda a Classe Médica do Brasil, convocada para este único fim pelo Sindicato Médico Brasileiro, nos primeiros quinze dias depois de iniciado o período bienal do Regulamento. Os membros eleitos deverão residir nesta Capital.

Parágrafo único – Serão considerados suplentes os imediatos com votos, obedecendo a esse critério a ordem das substituições.

Artigo 111º - As penas que o Conselho de Disciplina Profissional pode aplicar, variam conforme o grau da falta ou sua reincidência, e são as seguintes:

1º. O Conselho enviará, em caráter privado e por escrito, advertência ao infrator;

2º. O Conselho enviará extratos do Código, referentes à infração, sem aludir a denúncia do caso;

3º. O Conselho fará uma censura pública no Boletim Oficial, ao médico reincidente nas proibições do Código de Deontologia, pedindo a sua exclusão de sociedades científicas e profissionais;

4º. Fica instituído um INDEX, para que nele figurem os profissionais indignos do exercício da profissão, como penas às faltas de excepcional gravidade.

Artigo 112º - Qualquer médico, devidamente habilitado, ou associação médica, será competente para denunciar ao Conselho de Disciplina Profissional as infrações do presente Código, sempre que a denúncia vier escrita, assinada e acompanhada de provas que mereçam fé.

Artigo 113º - Assim que o Conselho receber uma denúncia com todas as comprovações, avisarão o denunciado, comunicando-lhe os motivos em que se funda a acusação, e convidando-o a apresentar, dentro de certo prazo, verbalmente ou por escrito, as razões que escusem ou justifiquem o fato denunciado.

Artigo 114º - Terminado o prazo a que se refere o artigo anterior, o Presidente do Conselho fixará dia e hora para reunir-se e deliberar. As sessões do Conselho serão sempre secretas; e as suas decisões, definitivas e inapeláveis.

Artigo 115º - Será feita comunicação confidencial da infração a todos aqueles a quem interesse, para o fim de evitar a reincidência: ao cliente, às Faculdades de Medicina, às sociedades médicas do país, aos companheiros de hospital, estabelecimento ou consultório, aos chefes de serviços em que trabalhe o infrator e aos clínicos de nomeada que possam ser chamados como conferentes.

Artigo 116º - O Conselho de Disciplina Profissional ditará o seu Regulamento Interno e o submeterá à aprovação de uma assembléia de todas a classe médica, especialmente convocada pelo mesmo Conselho. Primeiro Congresso Médico Sindicalista Brasileiro, Rio de Janeiro, aos 23 de julho de 1931.

Código Brasileiro de Deontologia Médica (1984)

Esta versão inclui as correções do Diário Oficial, 9 de maio de 1984, p.6.606.

Fontes:

- Conselho Federal de Medicina, Código Brasileiro de Deontologia Médica, in Diário Oficial (Seção I), 27 de abril de 1984, p. 5.999-6000.
- Conselho Federal de Medicina, Código Brasileiro de Deontologia Médica. Resolução CFM nº 1.154/ 84 [Conselho Federal de Medicina, Rio de Janeiro 1984], incorporadas as correções publicadas no Diário Oficial, 9 de maio de 1984, p.6.606].

Preâmbulo

As disposições do presente Código, especialmente aquelas que se referem às regras morais que todo médico deve respeitar, se impõem a todos os profissionais inscritos nos Conselhos Regionais de Medicina.

Capítulo 1: dos princípios

Princípio 1 - O médico deve exercer nobre e elevada profissão, sem discriminação de qualquer natureza, com plena consciência de sua responsabilidade para com o paciente e a sociedade.

Princípio 2 - O alvo de toda a atenção do médico é o paciente, em benefício do qual deverá agir com o máximo de zelo e o melhor de sua capacidade profissional.

Princípio 3 - A fim de que possa exercer a Medicina com honra e dignidade, o médico deve ter o seu trabalho remunerado de forma justa por salários ou honorários.

Princípio 4 - O médico deve conduzir-se profissionalmente e socialmente com integral respeito à Constituição, à legislação e às normas que regulam o exercício da profissão.

Princípio 5 - É dever do médico aprimorar continuamente os seus conhecimentos e usar o melhor progresso científico em benefício do paciente, agindo sempre com prudência e diligência.

Princípio 6 - Deve o médico transmitir aos seus pacientes, aos colegas e ao público informações permitidas pelas norma que regulam a profissão.

Princípio 7 - É de exclusiva competência do médico a escolha do tratamento, podendo em benefício do paciente, sempre que julgar necessário, solicitar a colaboração de colegas.

Princípio 8 - O médico não exercerá sua profissão em entidade pública ou privada onde lhe seja tolhida a independência profissional, não se lhe ofereçam condições de trabalho adequado ou não haja respeito aos princípios éticos estabelecidos.

Princípio 9 - O médico, ainda que em caráter de pesquisa, guardará sempre absoluto respeito pela vida humana, desde a concepção até a morte, utilizando seus conhecimentos em benefício do paciente e jamais o fazendo para gerar sofrimento mental e físico ou extermínio do homem, nem para permitir ou encobrir tentativa contra sua dignidade ou integridade.

Princípio 10 - O médico deve guardar segredo sobre fatos de que tenha conhecimento por tê-los presenciado ou deduzido no exercício de sua atividade profissional.

Princípio 11 - O médico deve ter sempre para com seus colegas consideração, respeito e solidariedade que reflitam a harmonia da classe, da forma a não diminuir o seu conceito perante a sociedade.

Princípio 12 - O médico deve abster-se de atos que se caracterizam como mercantilização da Medicina, e combatê-los quando praticados por outrem.

Princípio 13 - O exercício da Medicina é livre, não se obrigando o médico a prestar serviços profissionais a quem ele não o deseje, salvo na ausência de outro médico ou em condições especiais previstas em lei.

Princípio 14 - Ao médico só é permitido atestar, certificar, testemunhar ou declarar, para qualquer fim, o que tenha examinado ou verificado pessoalmente, a pedido do interessado ou de seu responsável ou de quem lhe delegue função pericial ou de auditoria.

Princípio 15 - Sempre que investido em função pericial ou de auditoria, deve o médico pautar sua conduta rigorosamente dentro dos preceitos éticos.

Capítulo 2: das infrações

É vedado ao médico no exercício de sua profissão:

Relações com a sociedade e outros profissionais

Artigo 1º - Deixar de utilizar todos os conhecimentos técnicos ou científicos, ao seu alcance, contra o sofrimento ou o extermínio do homem.

Artigo 2º - Usar da profissão para corromper os costumes ou favorecer o crime.

Artigo 3º - Desrespeitar o pudor de qualquer pessoa sob seu cuidado profissional.

Artigo 4º - Acumpliciar-se com os que exerçam ilegalmente a Medicina.

Apêndice – Códigos de Ética Médica

Artigo 5º - Receitar sob forma secreta ou ilegível e assinar em branco folha de receituário ou qualquer documento médico.

Artigo 6º - Acobertar erro ou conduta imoral de colega.

Artigo 7º - Deixar de assumir responsabilidade profissional pelos seus atos, atribuindo seus erros e ou malogros a outrem, à equipe, a circunstâncias ou à instituição.

Artigo 8º - Desrespeitar a legislação vigente e não pautar os seus atos pelos mais rígidos princípios morais e éticos.

Artigo 9º - Deixar de observar as normas da legislação sanitária.

Artigo 10º - Participar, sob qualquer forma, de mercantilização da Medicina.

Responsabilidade profissional médica

Artigo 11º - Deixar de atender paciente em circunstâncias nas quais o médico está obrigado a fazê-lo.

Artigo 12º - Deixar de cumprir a legislação específica nos casos de transplante de órgãos ou tecidos, abortamento e esterilização.

Artigo 13º - Praticar atos médicos ou participar deles, se forem ilícitos ou desnecessários.

Artigo 14º - Deixar de apontar falhas nos regulamentos e normas das instituições médicas e hospitalares onde trabalhe, quando os julgar indignos do exercício da profissão ou prejudiciais ao paciente, devendo dirigir-se, nesses caso, apenas aos órgãos competentes e obrigatoriamente ao Conselho Regional de Medicina.

Artigo 15º - Desviar-se dos princípios éticos da profissão ao prestar serviços com qualquer vínculo à Medicina Social, Previdenciária e Securitária, mesmo que outras normas contrariem tais princípios.

Artigo 16º - Praticar atos profissionais danosos aos pacientes que possam ser caracterizados como imperícia, imprudência ou negligência.

Artigo 17º - Exercer cargo ou função de especialista sem estar inscrito no Registro de Qualificação de Especialistas do Conselho Regional de Medicina.

Artigo 18º - Deixar de atender às solicitações administrativas ou intimações para instrução de processo ético-profissional.

Artigo 19º - Deixar de ter para com os Conselhos e seus membros o respeito que lhes é devido.

Responsabilidade com os direitos humanos

Artigo 20º - Participar, com seus conhecimentos técnicos ou científicos ou em contribuição indireta, de atos que resultem em extermínio ou dano à dignidade e à integridade física ou mental do ser humano.

Artigo 21º - Deixar, no exercício da profissão, de comunicar às autoridades competentes e ao Conselho Regional de Medicina conhecimento de maus-tratos, tortura ou qualquer forma de agressão à integridade física e mental do homem.

Relações com os pacientes

Artigo 22º - Deixar de atender o paciente que procure seus cuidados profissionais em caso de urgência, quando não haja no local colega ou serviço médico em condições de fazê-lo ou não houver qualquer outra possibilidade de atendimento.

Artigo 23º - Exagerar a gravidade do diagnóstico ou prognóstico, complicar a terapêutica ou exceder-se no número de visitas ou consultas.

Artigo 24º - Efetuar, salvo diante de urgência ou emergência, qualquer ato médico sem o consentimento prévio do paciente ou de seu responsável.

Artigo 25º - Deixar de informar o paciente, sua família ou responsável do diagnóstico terapêutico, prognóstico e objetivos do tratamento, salvo quando a comunicação possa provocar danos ao paciente.

Artigo 26º - Exercer sua autoridade de maneira a limitar ou direitos do paciente de decidir sobre sua pessoa e seu bem-estar.

Artigo 27º - Assumir a responsabilidade do tratamento de doença grave ou toxicomania de pessoa de sua família ou que viva sob sua dependência, salvo se na localidade não houver outro médico.

Artigo 28º - Abandonar, sem justa causa, o tratamento ou a assistência ao paciente, mesmo em casos crônicos ou incuráveis, sem prévia comunicação ao paciente ou seu responsável.

Artigo 29º - Contribuir para apressar a morte do paciente ou usar meios artificiais, quando comprovada a morte cerebral.

Apêndice – Códigos de Ética Médica **197**

Artigo 30º - Realizar pesquisa *in anima nobili*, sem estar devidamente autorizado e sem o necessário acompanhamento de Comissão de Ética.

Artigo 31º - Empregar ou usar experimentalmente qualquer tipo de terapêutica ainda não liberada para o uso no País, sem a devida autorização dos órgãos competentes, o consentimento do paciente ou de seu responsável, devidamente informados da situação e das possíveis conseqüências.

Artigo 32º - Participar de quaisquer tipos de experiência no homem com fins bélicos, políticos, raciais ou genéricos.

Relações com os colegas

Artigo 33º - Deixar, no exercício da profissão, de ter para com os colegas apreço, consideração e solidariedade ou contribuir para a desarmonia ou desprestígio público da classe.

Artigo 34º - Praticar atos que impliquem concorrência desleal para com os colegas.

Artigo 35º - Renegar, sem anuência do Conselho Regional, compromisso assumido por escrito, em assembléia oficial da classe.

Artigo 36º - Recusar, sem justa causa, seus serviços profissionais ou sua colaboração a colega que os solicite.

Artigo 37º - Desviar, para si ou para outrem, por qualquer motivo, paciente de outro médico.

Artigo 38º - Comentar de forma desairosa à atuação profissional de colega.

Artigo 39º - Alterar prescrição a pacientes de colega sem seu expresso consentimento ou dar-lhes atendimento, fora de situação de emergência, em hospitais ou estabelecimentos congêneres.

Artigo 40º - Comportar-se durante reuniões médicas de forma hostil ou desrespeitosa aos colegas.

Artigo 41º - Utilizar-se de sua posição hierárquica para impedir que seus colegas subordinados atuem dentro dos princípios éticos.

Artigo 42º - Deixar, tanto em cargo de direção ou chefia ou como subordinado de respeitar as suas obrigações e deveres e atenções para com os seus colegas.

Artigo 43º - Delegar a outros profissionais atos ou atribuições exclusivas da profissão médica.

Segredo médico

Artigo 44º - Revelar fatos de que tenha conhecimento por tê-los presenciado ou deduzido no exercício da sua atividade profissional, permanecendo esta proibição mesmo que o paciente já tenha falecido, salvo em justa causa ou para obedecer a dever legal.

Artigo 45º - Deixar de orientar os seus auxiliares no dever de guardar segredo profissional.

Artigo 46º - Revelar diagnóstico ou tratamento sem o expresso consentimento do paciente ou seu responsável.

Artigo 47º - Ser signatário de Boletim Médico em que não se respeite o segredo profissional.

Artigo 48 - Deixar ao alcance de estranhos o prontuário ou fichas de paciente sob tratamento em hospitais, clínicas ou estabelecimentos congêneres.

Artigo 49º - Apresentar nos trabalhos, levados a reuniões médicas ou publicações científicas, elementos pelos quais possa ser identificado o paciente, salvo prévia anuência deste.

Atestados médicos

Artigo 50º - Fornecer atestado sem ter praticado os atos profissionais que o justifiquem.

Artigo 51º - Fornecer atestado ou relatórios de exames ou tratamentos realizados sem autorização do paciente ou seu responsável.

Artigo 52º - Atestar óbito quando não tenha verificado pessoalmente a realidade da morte ou prestado assistência, salvo, no último caso, se o fizer como plantonista em hospitais, clínicas ou estabelecimentos congêneres, ou em caso de necropsia ou verificação médico-legal, ou quando a morte tenha ocorrido em localidade onde não existe serviço de verificação de óbito.

Artigo 53º - Deixar de atestar óbito de paciente a que vinha prestando assistência, exceto quando ignorar a causa da morte.

Perícia e auditoria médica

Artigo 54º - Ser perito de cliente seu, pessoa de sua família, ou de qualquer pessoa com a qual tenha relações capazes de influir em seu julgamento.

Artigo 55 - Deixar de atuar com absoluta isenção, quando designado para servir como perito ou auditor, assim como ultrapassar a esfera de suas atribuições e competência.

Artigo 56 - Deixar de guardar sigilo pericial.

Artigo 57 - Intervir nos atos profissionais de colegas, quando exercer função de auditor, reservando suas observações para o relatório.

Artigo 58 - Aceitar que auditoria de atos médicos seja exercida por leigo.

Artigo 59 - Fazer qualquer apreciação em presença do examinado, reservando todas as possíveis observações para o laudo que elaborar.

Remuneração profissional

Artigo 60º - Permitir que seu trabalho profissional seja explorado por terceiros no sentido comercial ou político.

Artigo 61º - Receber ou pagar remuneração, comissão, vantagem ou percentagem que não correspondam a serviço profissional efetivo e licitamente prestado, ou receber ou pagar remuneração, comissão ou vantagens por cliente encaminhado ou recebido.

Artigo 62º - Aliciar, por qualquer meio, para clínica particular ou entidade de qualquer natureza, paciente que tenha atendido em virtude de sua função em instituições de qualquer espécie.

Artigo 63º - Obter vantagens econômicas com o trabalho de outro médico.

Artigo 64º - Reter, a qualquer pretexto, honorários de outros médicos.

Artigo 65º - Deixar de apresentar individualmente a conta de honorários, quando mais de um médico prestar serviços ao mesmo paciente.

Artigo 66º - Prestar serviços profissionais a preços vis ou extorsivos.

Artigo 67º - Deixar de conceder aos colegas que se encontrem no exercício da profissão e a seus dependentes legais reduções possíveis no custo dos serviços profissionais.

Publicidade e publicação de trabalhos científicos

Artigo 68º - Fazer publicidade em desacordo com a legislação vigente e com as normas do Conselho Federal de Medicina.

Artigo 69º - Anunciar títulos científicos que não possa comprovar, ou especialidades nas quais não esteja inscrito no Registro de Qualificação de Especialista do Conselho Federal de Medicina.

Artigo 70º - Apresentar ao público leigo técnicas e métodos científicos que devam limitar-se ao ambiente médico.

Artigo 71º - Divulgar informações sobre assuntos médicos que possam causar intranqüilidade ou sensacionalismo.

Artigo 72º - Participar, como médico, de anúncios de empresas comerciais de qualquer natureza.

Artigo 73º - Utilizar agenciadores para angariar serviços ou clientela.

Artigo 74º - Anunciar a cura de doenças, o emprego de métodos infalíveis ou secretos de tratamento e, ainda que veladamente, a prática de intervenções ilícitas.

Artigo 75º - Dar consulta, diagnóstico ou receita por qualquer meio de comunicação e divulgar ou permitir a publicação de observações clínicas na imprensa leiga.

Artigo 76º - Criticar, no meio leigo, trabalhos científicos apresentados ou publicados por colegas.

Artigo 77º - Prevalecer-se da posição hierárquica para fazer publicar, em seu nome exclusivo, trabalhos científicos de seus assistentes ou subordinados, mesmo quando executados sob sua orientação.

Artigo 78º - Utilizar, sem referência ao autor ou sem sua autorização expressa, dados, informações ou opiniões colhidos em fontes não publicadas ou, ainda, apresentar como originais quaisquer idéias, descobertas ou ilustrações que na realidade não o sejam.

Artigo 79º - Deturpar dados estatísticos. Aprovado pela Resolução CFM nº 1.154, de 13/04/84 Publicada no D.O. de 25/05/84. Sessão LP.I--pág. 7497.

Apêndice – Códigos de Ética Médica **201**

Código de Deontologia Médica (1945)

Aprovado pelo IV Congresso Sindicalista Médico Brasileiro, em 24 de outubro de 1944, e oficializado pelo Decreto-lei nº 7.955, de 13 de setembro de 1945.

Fontes:

- Código de Deontologia Médica, Aprovado pelo IV Congresso Sindicalista Médico Brasileiro em 24 de outubro de1944 e oficializado pelo Decreto-lei nº 7.955, de 13 de setembro de1945, que instituiu os Conselhos de Medicina "[Serviço Nacional de Educação Sanitária, Rio de Janeiro 1949]".

- Código Brasileiro de Deontologia Médica (1945). Aprovado pelo IV Congresso Sindicalista Médico Brasileiro em 24 de outubro de1944 e oficializado pelo Decreto-lei nº 7.955, de 13 de setembro de 1945 que instituiu os Conselhos de Medicina in Rafael de União dos Palmares, O, F.M. Cap. Moral e Medicina: em defesa da pessoa humana [Companhia Editora Nacional, São Paulo 1962], p.165-185.* "Decreto-lei nº 7.955 de 13 de setembro de 1945", in Coleção das Leis de 1945, Vol.5-Atos do Poder Executivo: [Decretos-leis de julho a setembro Imprensa Nacional, Rio de Janeiro 1945]. p.299-300.

Capítulo 1: dos deveres dos médicos em relação aos enfermos

Artigo 1º - O médico que exerce a clínica deve atender a chamado dos que solicitam seus serviços profissionais. A seu juízo, entretanto, poderá eximir-se dessa obrigação, salvo nos caso seguintes:

1º. Quando não houver outro facultativo na localidade em que exerce a profissão;

2º. Quando houver urgência ou perigo para a vida do doente;

3º. Quando outro médico pedir a sua colaboração;

4º. Quando, em localidade em que não haja serviço de assistência médica gratuita, estiver em causa um indigente.

Artigo 2º - O médico, quando na primeira visita ao doente, verificar achar-se este atacado de moléstia contagiosa, poderá recusar a continuação de sua assistência, nos casos de iminente transmissão a terceiros:

1º. Se for cirurgião e estiver prestes a praticar em outrem uma operação asséptica.

2º. Se for parteiro e estiver comprometido a assistir uma mulher em parto próximo.

3º. Se, na ocasião, assistir crianças.

Artigo 3º - É dever do médico:

1º. Observar, nas relações com o doente e durante o tratamento deste, as normas seguintes:

    a. atender, na prestação dos seus serviços, às dificuldades e exigências da moléstia, indiferente à posição social e à situação financeira do cliente;

    b. procurar tolerar os caprichos e as fraquezas do doente, que não se oponham às exigências do tratamento, nem possam agravar a afecção;

    c. abster-se de fazer visitas desnecessárias, ainda quando o caráter, o curso ou a gravidade da doença exija que o enfermo seja visitado com freqüência;

    d. evitar, em seus atos, gestos e palavras, tudo que possa atuar desfavoravelmente no ânimo do doente, deprimi-lo ou alarmá-lo sem necessidade;

    e. respeitar as convicções políticas e as crenças religiosas do cliente, não se opondo a prática que delas decorra, salvo no caso em que essa prática possa trazer perturbações aos cuidados terapêuticos, ou acarretar perigo iminente à vida do enfermo. Abster-se, outrossim, de sugerir ao doente a adoção do seu próprio credo religioso ou político;

    f. examinar mulher, sempre que possível, em presença de terceira pessoa.

2º. Ouvir algum colega em conferência, sempre que se encontrem em presença de caso difícil ou de duração prolongada.

3º. Procurar corrigir seu cliente, aconselhando-o e animando-o, quando a doença provier de hábitos viciosos ou de freqüentes transgressões da higiene.

Apêndice – Códigos de Ética Médica

4º. Abster-se de fazer visitas a doente assistido por outro médico e, quando isto for de todo impossível, conduzir-se de maneira que evite interpretações desairosas relativas ao móvel do seu procedimento.

5º. Lançar mão dos recursos ao seu alcance para aliviar os que sofrem.

Artigo 4º - É vedado ao médico:

1º. Abandonar os casos crônicos ou incuráveis, sem que haja comprovado motivo de força maior.

2º. Praticar intervenção, cirúrgica ou não, destinada a esterilizar, mulher ou homem, sem indicação terapêutica; e, em qualquer caso, somente o fazer a juízo de uma junta médica, constituída de três profissionais, lavrando-se imediatamente ata da ocorrência.

3º. Fazer anestesia geral, sem que esteja presente pelo menos um colega, exceto nos casos de urgência.

4º. Praticar operações em menores, ou em maiores incapazes de deliberar, independentemente de autorização dos pais, tutores ou outro responsáveis legais, salvo nos casos de urgência.

5º. Aconselhar ou praticar a eutanásia.

6º. Convidar, para presenciar atos operatórios, pessoas estranhas à medicina ou ao doente.

Artigo 5º - É permitido ao médico atender e tratar no consultório os doentes que o procurarem, quaisquer que sejam seus médicos habituais.

Capítulo 2: da preservação da dignidade profissional

Artigo 6º - É dever do médico:

1º. Observar os preceitos da Deontologia Médica, contidos neste Código.

2º. Ajustar sua conduta pública e privada às regras da circunspeção, da probidade e da honra.

3º. Ter costumes sadios e puros, e hábitos de temperança.

4º. Combater o industrialismo e charlatanismo profissional.

5º. Opor-se, pelos meios legais:

a. ao preparo, venda, propaganda e uso de medicamentos secretos;

b. à exploração do público, por parte de charlatões e impostores;

c. ao exercício ilegal da medicina;

d. aos médicos ou sistemas sem base científica, ou em oposição aos fatos demonstrados pela observação e experiência.

6º. Limitar-se, nos seus anúncios, à indicação do seu nome, títulos científicos, especialidades convenientemente definidas, dias e horas de consultas, endereço do consultório e residência.

7º. Impedir que suas fórmulas sejam aviadas em farmácias cuja direção esteja a cargo de pessoas inidôneas, ou que, por qualquer motivo, se hajam tornado indignas da confiança pública.

Artigo 7º - É vedado ao médico:

1º. Contribuir, de forma direta ou indireta, para que pessoas incompetentes possam exercer ramo da medicina, mesmo em serviços auxiliares.

2º. Favorecer os que, visivelmente, tenham o propósito de exercer a medicina contra o disposto nas leis do país, ou de acordo com sistemas exclusivos, arbitrários ou aos princípios assentes da ciência médica.

3º. Solicitar atenção pública por meio de avisos, circulares ou cartões particulares, nos quais se ofereça a pronta e infalível cura de determinadas moléstias.

4º. Exibir, fazer irradiar, publicar ou permitir que se publiquem em jornais ou revisão não consagradas à medicina casos clínicos, operações ou tratamentos especiais exceto os resultados das sessões das sociedades médicas.

5º. Prescrever remédios de fórmulas secretas, próprias ou de outras pessoas, receitar ilegivelmente ou sob forma de código ou número; fornecer atestado sobre produtos ou especialidades farmacêuticas, para propaganda, ou publicações em jornais e revistas não consagradas à medicina, e contribuir de qualquer maneira, para a recomendação do seu uso ao público.

6º. Anunciar ou publicar, de qualquer forma, que presta serviços gratuitamente aos pobres e fornecer-lhes medicamentos.

7º. Obter privilégio para a venda de medicamentos.

8º. Exibir, publicar ou permitir que se publiquem atestados de habilidade ou competência e ufanar-se publicamente do êxito obtido com sistema, cura ou remédios especiais.

9º. Ter gabinete de consulta ou clínica em:

a. dependência de farmácias, drogarias, laboratórios farmacêuticos, casas de ótica, etc.

b. pavimento que se comuniquem diretamente com estabelecimento das espécies referidas na alínea anterior;

c. locais arrendados por qualquer desses estabelecimentos.

10º. Substituir médicos assistentes, sem observância do disposto neste Código.

11º. Utilizar-se de agenciadores para angariar clientes.

12º. Desviar, para seu consultório, clientes de instituições de assistência médica e higiênica de caráter gratuito.

13º. Oferecer ao público os seus serviços, por meio de anúncios ou publicações tendenciosas, fora dos moldes contidos no nº 6 do 7º.

14º. Fazer recomendação confidencial ou pública que possa favorecer determinado farmacêutico, farmácia ou estabelecimento de produtos farmacêuticos ou casa de ótica.

15º. Assistir gratuitamente, sem causa justificável, pessoas que possam remunerar serviços médicos.

16º. Dar conselhos e receitas ao consulente, por estações de rádio e correspondência em jornais ou publicações semelhantes.

Guia de Bolso de Ética, Bioética e Deontologia Médica

17º. Exercer simultaneamente as profissões de médico e farmacêutico.

18º. Ter contrato ou interesse na exploração de especialidades farmacêuticas.

19º. Encaminhar suas receitas, sistematicamente, à mesma casa de ótica ou farmácia.

20º. Receitar, sistematicamente, produtos de um mesmo fabricante, representante ou vendedor.

21º. Instalar-se em casa do enfermo, quando não haja probabilidade de sobrevirem complicações graves.

22º. Prestar aos doentes serviços que, pela própria natureza, são de competência de estudantes, enfermeiros, serventes ou criados, salvo em casos de urgência ou quando se tratar de indigentes.

23º. Procurar conseguir, para si, emprego que esteja sendo exercido por outro médico.

24º. Oferecer seus serviços ou fazer locação dos mesmos, por salários inferiores aos da atualidade ou aos fixados em lei.

25º. Oferecer serviços gratuitos a agremiações cujos associados possam perfeitamente remunerá-los.

26º. Anunciar seus serviços profissionais por preços vis.

Artigo 8º - O disposto nos números 1e 2 do artigo 7º aplica-se a todos os que têm função para cujo exercício ou investidura se exige a condição de médico.

Capítulo 3: dos deveres em relação aos colegas

Artigo 9º - É dever do médico:

1º. Prestar assistência a doentes de colega que se afaste acidentalmente da profissão, por motivo justificado, sempre que esse o haja recomendado aos cliente, atendendo aos interesses e ao nome do substituído.

2º. Cumprir o disposto no parágrafo único do Artigo 21.

Artigo 10º - É vedado ao médico:

Apêndice – Códigos de Ética Médica

1º. Quando em visita de amizade ou social a doente assistido por um colega fazer comentários prejudiciais ao assistente.

2º. Dar assistência a doentes de especialidade que não é a sua, salvo nos caso de urgência, ou quando não houver na localidade médico da especialidade em causa.

3º. Aceitar emprego deixado por colegas que tenha sido demitido sem causa justificada ou haja pedido demissão para preservar a dignidade ou os interesses da profissão e da classe médica.

4º. Faltar, de modo inequívoco e injustificado, aos deveres de confraternidade com os colegas.

Capítulo 4: dos serviços profissionais a médicos e a famílias de médicos

Artigo 11º - É dever do médico:

1º. Prestar serviços profissionais gratuitos aos médicos que os solicitarem, uma vez que estes residam ou se encontrem na localidade em que ele exercer a profissão.

2º. Remunerar o colega de cujo serviço se tiver utilizado, em proporção ao tempo empregado e ao prejuízo que tenha podido ocasionar-lhe o abandono passageiro de sua clientela, se o solicitado reside ou se encontra em lugar distante.

Artigo 12º - O disposto nos números 1 e 2 do Artigo 11 tem toda aplicação quando os serviços profissionais são prestados a pessoa da família do médico, como tais compreendidos mulher, filhos sob o pátrio poder, e, também, mãe, pai e outros parentes, que, residindo na mesma casa, se encontrem, visivelmente, sob a dependência econômica do médico.

Artigo 13º - O disposto no nº 1 do Artigo 11 não se aplica aos médicos que se dediquem a outros negócios ou outras ocupações.

Capítulo 5: das conferências médicas

Artigo 14º - Assiste ao médico e ao doente, bem como aos seus responsáveis e interessados, o direito de propor ou exigir conferência médica.

Artigo 15º - O médico assistente pedirá conferências unicamente nos seguintes casos:

1º. quando não puder firmar um diagnóstico;

2º. quando não obtiver resultado satisfatório no tratamento empregado;

3º. quando necessitar de auxílio de um especialista;

4º. quando, pela natureza do prognóstico, precisar de confirma-lo com um colega.

Artigo 16º - O enfermo ou os interessados poderão solicitar conferência quando não estejam satisfeitos com os resultados do tratamento empregado pelo médico assistente, ou quando desejam confirmação da opinião deste.

Artigo 17º - Quando o médico assistente provocar a conferência, competir-lhe-á a indicação do qual ou quais colegas consideram capazes de ajudá-lo na solução do problema clínico, ou de repartir com ele a responsabilidade do caso; mas o enfermo ou os interessados poderá exigir a presença de outros médicos de sua confiança.

Artigo 18º - Quando o enfermo ou os interessados solicitarem a conferência, o médico assistente deverá deixar-lhes a liberdade de escolher os conferencistas, uma vez que sejam todos diplomados por faculdades brasileiras; mas também poderá exigir, na conferência, a presença de um colega de sua escolha.

Artigo 19º - Incumbe ao médico assistente marcar o dia e a hora em que se deve realizar a conferência.

Artigo 20º - As conferências obedecerão às normas seguintes:

1º. Reunida a conferência, o médico assistente fará relato clínico do caso, sem precisar diagnóstico nem prognóstico; se, porém, achar conveniente ou necessário, entregará a sua opinião, por escrito, em carta fechada. Ato contínuo, os médicos conferentes examinarão livremente o enfermo. Reunida de novo a conferência, os facultativos emitirão o seu parecer, começando pelo mais jovem e terminando pelo assistente, que, nesse momento, abrirá a sobrecarta com a sua opinião escrita ou a emitirá verbalmente, se antes não a tiver escrito. Competirá ao assistente resumir a opinião de seus colegas e formular as conclusões, que serão submetidas à decisão da junta. O resultado final das deliberações será comunicado pelo assistente ao doente e aos interessados.

2º. A discussão do caso nunca será feita em presença do enfermo ou dos interessados.

3º. As decisões da junta poderão ser modificadas pelo médico assistente, se assim o exigir alguma mudança no caráter ou no curso da moléstia; mas tanto as alterações como as causas que as motivarem deverão ser expostas e explicadas na junta subseqüente. Essa providência, com idênticas reservas, é facultada a qualquer dos conferencistas, se for chamado com urgência, em qualquer circunstância, por se achar o assistente ausente ou impossibilitado de atender.

4º. Os médicos comparecerão pontualmente às juntas para as quais tenham sido convocados. Se forem vários os médicos e algum tardar (não sendo esse o assistente), os demais o esperarão por um quarto de hora, terminado o qual, procederão ao exame do enfermo. Se forem dois, apenas, e o primeiro a comparecer for o assistente, este poderá naturalmente ver o doente e prescrever; se, porém, for o conferente quem chegar primeiro, o seu dever será esperar um quarto de hora, e, se o assistente não chegar nesse prazo, retirar-se-á sem examinar o enfermo. Entretanto, se o caso for de urgência, se o conferente estiver autorizado pelo assistente, ou não lhe for possível voltar, por causa da distância ou por outros motivos justos, poderá examinar o doente, e, antes de retirar-se, deixar sua opinião por escrito e em sobrecarta fechada, para ser entregue ao médico assistente.

5º. Os conferencistas evitarão as dissertações profusas sobre temas doutrinários ou especulativos, limitando-se a resolver o problema clínico presente.

6º. As discussões que se realizarem nas conferências serão de caráter secreto e confidencial: a responsabilidade em tais casos é coletiva e solidária, e nenhum dos médicos poderá dela eximir-se por meio de juízos críticos ou censuras tendentes a desvirtuar a opinião de seus companheiros, ou legitimidade científica de tratamento combinado pela junta.

7º. Se a divergência de opinião entre os facultativos for irreconciliável considerar-se-á decisivo o parecer da maioria; mas os conferentes em minoria poderão consignar sua opinião por escrito, e entregá-la ao médico assistente, que fica no dever de comunicá-la ao enfermo, ou aos interessados; se houver empate de opinião, caberá ao assistente cumprir o que achar mais conveniente no interesse do enfermo.

8º. Se os conferentes estiverem de acordo, mas divergirem da opinião do assistente, o dever será comunicar o fato ao doente ou aos interessados, para que decidem se querem continuar com o mesmo assistente ou convidar outro.

9º. Se a junta for com composta do assistente e de um conferente, e se não se chegar a um acordo, o dever de ambos será chamar terceiro, ou vários colegas, e proceder do modo estatuído para as conferências de mais de dois médicos. Se não houver outros médicos na localidade, submeter-se-á a questão à decisão do enfermo ou dos interessados, que ficarão, assim, com liberdade de resolver.

10º. O médico assistente tem o direito de lavrar e conservar uma ata das opiniões emitidas, assinadas por ele e todos os conferentes, cada vez que, em virtude de razões de ordem privada ou outras relacionadas com a decisão da junta, julgue necessário por sua responsabilidade a coberto de falsas interpretações, ou resguardar o seu critério perante o enfermo, os interessados ou o público.

Artigo 21º - É dever do médico-conferente:

1º. Usar de boa-fé, proceder com probidade, ser tolerante, cordial e respeitoso para com os colegas.

2º. Observar honesta e escrupulosa atitude no que se referir à reputação moral e científica do assistente, cuja conduta deverá justificar, sempre que não colida com a verdade dos fatos ou com os princípios fundamentais da ciência.

3º.	Procurar atenuar o erro e abster-se de juízo, alusões e insinua ções capazes de prejudicar o crédito do médico assistente, sua autoridade e a confiança de que for depositário, por parte do enfermo e interessados.

Parágrafo único: Compete ao assistente lembrar ao enfermo ou aos interessados o disposto no Artigo 42.

Artigo 22º -	É vedado ao médico-conferente:

1º.	Voltar à casa do enfermo depois de terminada a reunião, salvo em caso de urgência ou autorização expressa do assistente, com a anuência do enfermo ou dos interessados.

2º.	Tornar-se assistente do enfermo, durante a moléstia para a qual foi consultado, salvo nos casos seguintes:

a.	quando o assistente ceder ao conferente, por ato voluntário, a direção do tratamento;

b.	quando se tratar de cirurgião ou especialista, a quem o assistente dever ceder livremente a direção da assistência ulterior do enfermo, com todas as responsabilidades;

c.	quando não houver outro médico na localidade.

3º.	Mostrar atenções extraordinárias, fazer cumprimentos indiretos, utilizar- se de recursos tendentes a adquirir notoriedade e cair nas graças do enfermo e de sua família, filhos, irmãos, etc. No caso de recusa, esta também deverá ser dada por escrito.

Artigo 23º -	Salvo caso de muita urgência, ao facultativo acidentalmente chamado para substituir o assistente, é vedado promover conferências.

Artigo 24º -	É vedado, também, ao facultativo, participar de conferência que não tenha sido promovida pelo médico assistente, pelo doente ou pelos interessados de acordo com o assistente.

Capítulo 6: dos casos acidentais e da substituição do assistente

Artigo 25º -	Reger-se-á pelas formas abaixo procedimento do médico, ao atender doente que está sob cuidados de colegas.

1º. O facultativo chamado para caso de urgência, por achar-se ausente o médico habitual ou médico assistente, retirar-se-á ao chegar este, a não ser que lhe seja pedido acompanhar o assistente.

Parágrafo único: Entende-se por médico habitual da família ou do enfermo aquele que é normalmente consultado por essa família ou esse enfermo.

2º. Quando vários médicos forem chamados simultaneamente para caso de moléstia repentina ou acidente, o enfermo ficará aos cuidados do que chegar primeiro, salvo decisão contrária do doente ou interessados. O que ficar encarregado da assistência poderá escolher, entre os restantes, aquele ou aqueles cujo concurso julgue útil e necessário.

3º. No caso previsto nos números precedentes, o médico exigirá que se chame o médico habitual da família, sempre que não seja convidado a continuar a assistência, só ou acompanhado do médico habitual.

4º. Quando chamado para assistir um doente, durante a ausência ou enfermidade do médico habitual da família, o médico retirar-se-á, ao regressar ou restabelecer-se este, se o próprio enfermo ou os interessados não decidirem o contrário.

5º. Em caso de parto ou intervenção cirúrgica, o médico que iniciar a intervenção deverá concluí-la. O médico assistente deverá ser convidado a acompanhar o pós-operatório.

6º. Quando, achando se fora da localidade em que reside, o médico for chamado para ver doente que apresente mudança e agravamento nos sintomas, e cujo médico habitual esteja ausente, limitar-se-á a preencher as indicações dos momentos, e a não alterar o tratamento, senão no estritamente necessário.

Artigo 26º - Quando chamado a assistir o enfermo que está sendo tratado por colega, o médico ajustará seu procedimento às seguintes regras:

1º. Proporá uma conferência com o colega e insistirá na necessidade dessa conferência.

Apêndice – Códigos de Ética Médica **213**

2º. Se fracassar esse propósito, procurará justificar o procedimento do colega e reconquistar, para o mesmo, a confiança do enfermo e dos interessados.

3º. Cumprindo estes deveres, encarregar-se-á da assistência ao enfermo, depois de informar tudo ao colega a quem vai substituir.

4º. Insistirá em que se paguem os honorários devidos ao colega.

Artigo 27º - É vedado ao médico tornar-se assistente da pessoa que tenha socorrido no exercício de sua função de médico de instituição oficial, salvo por solicitação expressa do doente ou ausência escrita do médico habitual ou assistente.

Capítulo 7: dos deveres dos especialistas

Artigo 28º-: Entende-se, por especialista, o profissional que, além de possuir cultural geral indispensável, conte, no mínimo, três anos de estudo particularizado e prática de um dos ramos de medicina, ou haja freqüentado, por igual período, clínica especializada, ou, ainda, tenha curso de especialização respectiva. Em qualquer dos casos, também será exigido que o profissional disponha de instrumental ao exercício da especialidade.

Artigo 29º - O especialista solicitado para atender o doente que tem assistente observará as normas abaixo, além das constantes dos capítulos anteriores e relativas aos médicos em geral.

1º. Quando chamado em conferência, comparecerá à casa do enfermo, no dia e hora combinados com o médico assistente; terminada sua missão, não fará visita sem anuência do assistente, devidamente autorizado pelo doente ou interessados.

2º. O médico habitual que diagnosticar ou suspeitar, em seu enfermo, moléstia que, na sua opinião, exija o recurso da cirurgia geral ou de alguma especialidade, poderá indicar, ao próprio doente ou aos interessados, o cirurgião ou especialista que deva ser consultado. Se o enfermo ou os interessados não aceitarem o facultativo apresentado pelo médico assistente, este deixar-lhes-á a liberdade de escolher; poderá, porém, eximir-se de toda responsabilidade ulterior nos resultados do tratamento empregado.

3º. Quando, com o consentimento do médico assistente, se encarregar de um enfermo, o especialista assumirá a direção do tratamento no tocante a especialista; agirá, porém, sempre de acordo com aquele e suspenderá sua intervenção eventual logo que cesse a necessidade dos seus serviços especializados.

4º. Ao cirurgião escolhido competirá dirigir o tratamento desde o momento em que se decidir à intervenção cirúrgica não prescindirá, porem, da colaboração do médico assistente.

5º. Quando forem dois ou mais cirurgiões ou especialistas convocados, competirá ao médico assistente indicar quem deve encarregar-se do tratamento, pondo-se, antes, de acordo com o enfermo ou os interessados, e observando o que, na parte final, dispõe o nº 9 do art. 20, se assim considerar necessário ao seus interesses.

6º. O cirurgião gozará da mais completa liberdade na escolha de seus ajudantes e a ele competirá fixar o lugar e o momento em que se deva realizar a operação.

Capítulo 8: de certos casos de obstetrícia

Artigo 30º - É dever o médico:

1º. Em casos de distocia, sempre que possível, salvar a vida do feto, desde que não corra risco a vida da parturiente.

2º. Provocar abortamento ou parto prematuro, uma vez verificada, em conferência médica, necessidade terapêutica ou profilática, e depois de obtida autorização escrita da gestante. Se este não estiver no uso perfeito das faculdades mentais, o parteiro pode pedi-la ao marido ou aos parentes mais próximos: pais, filhos, irmãos, etc. No caso de recusa, esta também deverá ser dada por escrito.

Apêndice – Códigos de Ética Médica **215**

3º. Avisar a família da gestante, oportunamente e quando houver cabimento, de que suas convicções religiosas ou filosóficas o proíbem de interromper a gravidez, em qualquer circunstância, e pedir-lhe que escolha outro assistente.

Artigo 31º - É vedado ao médico:

1º. Promover a interrupção voluntária da gestação em qualquer dos seus períodos.

2º. Aconselhar sistemas ou processos destinados a impedir a fecundação da mulher. Poderá fazê-lo, se julgar que a gestação possa ocasionar-lhe transtornos graves na saúde, ou gravação de enfermidades preexistente.

Capítulo 9: do segredo médico

Artigo 32º - Constituirá segredo médico que os médicos vejam, ouçam ou descubram em função de sua profissão, ou o que lhes haja sido explicitamente confiado pelo cliente ou pelos que por esse se interessem ou sejam responsáveis.

Artigo 33º - Constituirão quebra do segredo profissional tanto a publicação do fato quanto a confidência, mesmo a uma pessoa.

Artigo 34º - É dever do médico:

1º. Calar, rigorosamente, o segredo profissional, ressalvados os casos previstos neste Código.

2º. Não deixar ao alcance de outrem elementos objetivos ou subjetivos que possam permitir o descobrimento do segredo profissional.

Parágrafo único: No cumprimento do disposto neste inciso, o médico, quando reclamar judicialmente os honorários, limitar-se-á a indicar o número de visitas e consultas, especificando: as diurnas e noturnas; o número de operações que tenha praticado, indicando as de alta cirurgia e as de menor importância; o número de viagens que tenha feito fora da cidade para atender o enfermo, precisando a distância e o tempo despendido em cada uma. Não é permitido ao médico referir a natureza da moléstia ou classe de operações praticadas, salvo no caso previsto no Artigo 35, nº1, alínea k.

3º. Não responder às perguntas que lhe forem feitas sobre a natureza ou o caráter da doença do cliente, excetuadas, a seu juízo, as que provenham do doente, seus responsáveis ou interessados.

4º. Esclarecer-se a justiça, independentemente de solicitação, para evitar erro judiciário.

5º. Comunicar a um dos responsáveis ou interessados pelo enfermo, ou a este, a seu juízo, o diagnóstico da doença.

6º. Tentar obter do cliente seu que, em via de casar-se, seja portador de doença em período contagiante, o adiantamento ou a desistência do projeto de casamento, conforme exija o caso clínico.

Parágrafo único: Quando o paciente insistir na realização do casamento, deve o médico comunicar o fato aos pais, tutores ou ao outro nubente, sendo este maior.

7º. Notificar aos pais ou responsáveis pelo lactante a doença e o risco de contágio, sempre que a ama portadora da doença, em período contagiante, esteja amamentando.

8º. Notificar a ama da doença e do risco de contágio sempre que esta esteja amamentando criança portadora de doença em período contagiante.

Artigo 35º - É permitido ao médico:

1º. revelar segredo nos seguintes casos:

a. como testemunha em juízo;

b. nas funções de perito médico-legal e nos respectivos pareceres;

c. quando, como médico de companhia de seguro ou de instituição que tenha serviço médico organizado, se comunicar, oficialmente, com outros médicos da mesma companhia ou instituição;

d. no boletim de saúde dos homens de notoriedade, contanto que omita o diagnóstico;

Apêndice – Códigos de Ética Médica **217**

e. nas papeletas das enfermarias,

f. no atestado de óbito;

g. nos atestados médicos;

h. na notificação de moléstia infecto-contagiosa;

i. no exame pré-nupcial;

j. nas inspeções de saúde, em comunicação com as respectivas autoridades;

k. nas informações a peritos, designados pela justiça, nos pleitos de honorários médicos, restringindo-se, contudo, a revelação à natureza da moléstia e à classe de operações mencionadas nas suas notas de conta.

2º. Comunicar a um dos responsáveis ou interessados pelo doen te, ou a este, a seu juízo, o diagnóstico da moléstia, uma vez que o julgue necessário à salvaguarda de sua responsabilidade profissional ou à melhor direção do tratamento.

Parágrafo único: Tratando-se de doença venérea em marido ou mulher, é vedada qualquer informação ao outro cônjuge.

Artigo 36º - Se não houver prejuízo para terceiros, também poderá revelar o segredo o médico, devidamente autorizado pela pessoa que lhe confiou, contando que esta se ache no gozo de absoluta liberdade e tenha pleno conhecimento das possíveis conseqüências da revelação.

Artigo 37º - O disposto nos arts.32 e 34 incisos 1e 3 aplica-se também aos que colaboram com o médico no exercício da medicina ou de profissão afim.

Capítulo 10: dos honorários médicos

Artigo 38º - Na avaliação dos seus serviços profissionais, o médico deverá observar as normas seguintes:

1º. O preço da visita variará conforme a natureza da moléstia, o dia e a hora em que é realizada, a distância entre o domicílio do enfermo e o do médico.

2º. Para efeito do disposto no inciso precedente, dividem-se as visitas médicas em três categorias:

a. visita ordinária, a que livremente faz o médico em hora, a seu ver, conveniente aos interesses do enfermo;

b. visita de urgência, ou exigida imediatamente pelo doente, ou na ausência do colega impedido;

c. visita a hora fixa, marcada pelo enfermo para sua comodidade pessoal.

3º. As visitas de urgência e a hora fixa dividem-se em:

a. matinais: 6 às 8 horas;

b. diurnas: 8 às 21 horas;

c. noturnas: 21 às 6 horas;

4º. As visitas à hora fixa e as de urgência terão valor superior ao da visita ordinária e os honorários variarão conforme a hora e o dia em que se façam.

Artigo 39º - Os profissionais da medicina, ao apresentarem as suas contas para cobrança de honorários, não especificaram as visitas, as consultas, operações, etc., a não ser que assim exija o doente ou os interessados, ou, quando a cobrança se fizer judicialmente, seguindo-se, então, as regras estabelecidas no Artigo 35, nº 1.

Artigo 40º - No caso previsto do nº 1 do Artigo 9º, o direito aos honorários será regulado de acordo com as normas seguintes:

1º. O substituído terá direito à totalidade dos honorários se sua ausência houver sido de curta duração. No caso contrário, o substituído terá direito à remuneração que corresponde aos seus serviços.

2º. Nos casos obstétricos ou cirúrgicos de responsabilidade não comum e que tenham exigido trabalhos excessivos, os honorários caberão ao substituto.

Artigo 41º - Quando, no tratamento de um enfermo, além do médico assistente, intervierem cirurgiões ou especialistas, as contas de honorários serão enviadas ao doente ou aos interessados, separadamente ou em conjunto, mas, neste último caso, especificar-se-ão os honorários de cada facultativo.

Artigo 42º - Os honorários profissionais atribuídos ao médico-conferente deverão ser pagos depois de terminada a conferência, e na própria casa do enfermo, devendo ser observado o disposto no parágrafo único do Artigo 21.

Artigo 43º - Nas conferências médicas exigidas pela família, o médico assistente terá honorários iguais aos de cada um dos conferentes.

Artigo 44º - Os honorários do cirurgião serão fixados por convênios especiais em cada caso, entre o facultativo e o cliente, podendo o cirurgião exigir o pagamento adiantado de uma parte ou da totalidade de seus honorários.

Parágrafo único: O cirurgião que, por motivos particulares, abrir mão dos seus honorários deverá ressalvar os dos seus auxiliares.

Artigo 45º - É permitido ao médico, para habilitar-se ao gozo de prerrogativas legais relativas à cobrança de honorários, fazer registro prévio de tabela de preços dos seus serviços, discriminando-os convenientemente, e afixar essa tabela nos seus consultórios e clínicas.

Artigo 46º - Nos laboratórios, sanatórios, hospitais, casas de saúde e clínicas, haverá tabelas especiais para as consultas, aplicações de aparelhos e instrumentos, tratamentos especiais, operações cirúrgicas, assistência a partos, análises químicas e bacteriológicas, hospitalização de enfermos, etc., afixados nas respectivas salas de espera.

Artigo 47º - É vedada a divisão de honorários, feita sem conhecimento do enfermo ou interessados, entre o médico assistente e o cirurgião, o especialista ou o conferente.

Artigo 48º - É vedado ao médico receber pagamento, sob forma de ordenado, gratificações, percentagens ou qualquer outra, de laboratórios de análises, de gabinetes de radiologia, de fabricantes de especialidades farmacêuticas, de proprietários de farmácia, casas de ótica, casa de saúde, hospitais, enfim, de qualquer pessoa física ou jurídica, a não ser por serviço médico efetivamente prestado a doente.

Artigo 49º - Assiste ao médico o direito de demandar, nos tribunais ordinários da justiça, o pagamento dos seus honorários profissionais.

Capítulo 11: dos deveres do médico para com a saúde da coletividade

Artigo 50º - É dever do médico:

1º. Colaborar no que se relacione com a saúde pública, e ser um propagandista das medidas de higiene individual e coletiva, que visem ao bem comum.

2º. Aconselhar, cuidadosamente, a família ou o doente, fazendo ver os inconvenientes, atuais ou remotos, de certos costumes ou práticas reprováveis e prejudiciais ao indivíduo ou a outrem.

3º. Notificar, escrupulosamente, a autoridade sanitária da existência de doentes de moléstia infecciosas em sua clínica.

4º. Cingir-se estritamente, na prescrição de entorpecentes, às exigências do caso clinico e à observância da lei e dos regulamentos que regem a matéria.

5º. Conhecer a legislação sanitária.

6º. Escrever sua receita por extenso, legivelmente, em vernáculo, mencionando sempre, nas mesmas, sua residência ou consultório, e, bem assim, o nome e a residência do doente; usar o sistema métrico decimal, indicar as doses e o método de administrá-las, e assinar as receitas.

7º. Desaconselhar a procura de qualquer farmácia, quando julgar conveniente ao interesse do doente, de acordo com o que dispõe o nº 7 do Artigo 6º do presente Código.

Capítulo 12: dos deveres do médico como perito

Artigo 51º - Somente ao profissional de idoneidade e competência especializada sobre o assunto é facultado funcionar como perito para prestar esclarecimentos à Justiça.

Apêndice – Códigos de Ética Médica 221

Artigo 52º - É dever do perito, quando o paciente se opuser ao exame ou particularidade deste, não assumir atitude, antes de levar o fato ao conhecimento da autoridade.

Artigo 53º - É vedado ao perito, nos seus laudos, exceder da esfera das atribuições da sua competência.

Capítulo 13: das disposições gerais

Artigo 54º - Todos quantos professam a medicina, ou função para cujo exercício seja exigida a condição de médico, têm o dever de acatar as decisões dos Conselhos de Medicina.

Artigo 55º - Sem prévia licença dos Conselhos de Medicina, não serão permitidas publicações, pela imprensa ou pelo rádio, de notícias relativas à habilidade e competência de qualquer médico, inclusive agradecimento de cliente.

Artigo 56º - O médico deve notificar a quem, a seu juízo, deve sabê-lo a gravidade da moléstia, a possibilidade de complicações ou de desfecho fatal.

Artigo 57º - Quando não houver disposição em contrário, ou os atestados médicos comuns devem ser passados nas folhas usuais no receituário, em que constem nome, título e endereço profissional.

Artigo 58º - Quando o médico, demitido do emprego, apresentar queixa contra a exoneração ao Conselho de Medicina, a este cabe designar quem o substituirá até que, por acordo ou julgamento, o caso seja resolvido.

Parágrafo único: O disposto neste artigo aplica-se também aos casos em que o médico alegue ter sido forçado, mesmo moralmente, a pedir demissão.

Artigo 59º - Este Código entrará em vigor na data da publicação do Decreto-lei nº 7955, de 13 de setembro de 1945, Artigo 13.

Artigo 60º- O governo da República mandara publicar este Código nos órgãos oficiais da República e dos Estados e editá-lo em avulsos que serão distribuídos aos médicos do país.

Código de Ética da Associação Médica Brasileira (1953)

Aprovado na IV Reunião do Conselho Deliberativo, ocorrida no Rio de Janeiro, a 30 de janeiro de 1953 e reconhecido oficialmente pela Lei nº 3.268 de 30 de setembro de 1957 (Coleção das Leis de1957, vol. 5- Atos do Poder Legislativo: leis de julho a setembro [Departamento de Imprensa Nacional, Rio de Janeiro 1957, p. 372-376]).

Fontes:

* Associação Médica Brasileira, Código de Ética da Associação Médica Brasileira, [Curitiba 1953].

* Associação Médica Brasileira, Código Brasileiro de Ética Médica- Aprovado na IV Reunião do Conselho Deliberativo, ocorrida no Rio de Janeiro, a 30 de janeiro de 1953, in Rafael de União dos Palmares, O.F.M. Cap. Moral e Medicina: em defesa da pessoa humana [Companhia Editora Nacional, São Paulo 1962], p.184-200.

* Associação Médica Brasileira, "Código de Ética Médica: Código de Ética Médica em vigor, Aprovado na IV Reunião do Conselho Deliberativo da A M.B., ocorrido no Rio de Janeiro, a 30 de janeiro de 1953", (menos o último capítulo, "Conservância e aplicação do código": Artigos 88-90) in Revista {Arquivo} do Conselho Regional de Medicina do Estado de São Paulo, ano 1, nº1, outubro de 1960, p.7-18.

Preâmbulo

O presente Código de Ética Profissional tem seus fundamentos no juramento solene que cada médico profere ao receber o grau; na "Declaração de Genebra" de 1948 adotada pela "Word Medical Association"; nos Códigos Internacionais existentes, nas Leis e Regulamentos vigentes no país e na tradição médica.

A Associação Médica Brasileira se reserva o direito de considerar dignos de fazer parte da comunidade médica somente profissionais que se conduzirem de forma condizente com os princípios fundamentais deste Código, cuja aceitação e cumprimento constituem condição essencial para admissão e permanência no seu quadro social.

Capítulo I: normas fundamentais

Artigo 1º - A Medicina é uma profissão que tem por fim cuidar da saúde do homem, sem preocupações de ordem religiosa, racial, política ou social, e colaborar para a prevenção da doença, o aperfeiçoamento da espécie, a melhoria dos padrões de saúde e de vida da coletividade.

Artigo 2º - O médico tem o dever de exercer tão nobre atividade com exata compreensão de sua responsabilidade, e tem o direito de receber remuneração pelo seu trabalho, que constitui seu meio normal de subsistência.

Artigo 3º - O trabalho médico beneficia exclusivamente a quem o recebe, e não deve ser explorado por terceiros, seja em sentido comercial, político ou filantrópico.

Artigo 4º - São deveres fundamentais do médico:

a. guardar absoluto respeito pela vida humana, jamais usando seus conhecimentos técnicos ou científicos para o sofrimento ou extermínio do homem, nem podendo, seja qual for a circunstância, praticar algo que afete a saúde ou a resistência física ou mental de um ser humano, salvo quando se trate de indicações estritamente terapêuticas ou profiláticas em benefício do próprio paciente;

b. exercer seu mister com dignidade e consciência, observando, na profissão e fora dela, as normas de boa ética e da legislação vigente e pautando seus atos pelos mais rígidos princípios morais, de modo a se fazer estimado e respeitado, preservando a honra e as nobres tradições da profissão médica;

c. procurar aprimorar e desenvolver constantemente seus conhecimentos técnicos, científicos e culturais, e colaborar para o progresso da Medicina;

d. apoiar as iniciativas e movimentos de defesa dos interesses morais e materiais da classe médica, através de seus órgãos representativos;

e. tributar aos mestres o respeito e a gratidão que lhes são devidos;

f. abster-se escrupulosamente de atos que impliquem a mercantilização da medicina, e combater os que forem praticados por outrem.

Artigo 5º - É vedado ao médico:

a. utilizar-se de agenciadores para angariar serviços ou clientela;

b. receber ou pagar remuneração ou percentagem, por clientes encaminhados de colega a colega;

c. receber comissões, vantagens ou remuneração, de farmácias, laboratórios, hospitais, gabinetes radiológicos, casas de ótica ou outros estabelecimentos comerciais, que não correspondam a serviços efetiva e licitamente prestados;

d. fazer publicidade imoderada, sendo lícito, nos anúncios, além das indicações genéricas, referir especialidade, títulos científicos, aparelhagem especial, horário e preço de consultas;

e. anunciar a cura de doenças, sobretudo das consideradas incuráveis, o emprego de métodos infalíveis ou secretos de tratamentos, e, ainda que veladamente, a prática de intervenções ilícitas;

f. usar títulos que não possua ou anunciar especialidade em que não esteja habilitado ou não seja admitida no ensino médico ou sancionada por sociedades médicas;

g. dar consultas, diagnósticos ou receitas pelos jornais, rádio ou correspondências, bem como divulgar ou permitir divulgação na imprensa leigas de observações clínicas, atestados e cartas de agradecimentos;

h. receitar sob forma secreta, como a de código ou número;

i. desviar, para sua clínica particular, doente que tenha atendido, em virtude de sua função, em instituição assistencial de caráter gratuito;

j. anunciar a prestação de serviços gratuitos ou a preços vis, em consultórios particulares, ou oferecê-los em tais condições a instituições cujo associados possam remunerá-los adequadamente;

Apêndice – Códigos de Ética Médica **225**

k. acumpliciar-se, de qualquer forma, com os que exercem ilegalmente a Medicina;

l. colaborar em plano de serviço ou com entidade em que não tenha independência profissional, ou em que não haja respeito aos princípios éticos estabelecidos;

m. divulgar processos de tratamento ou descobertas, cujo valor não seja expressamente reconhecido pelos organismos profissionais;

n. praticar quaisquer atos de concorrência desleal ao colegas.

Artigo 6º - Deve o médico evitar assumir a responsabilidade do tratamento de sua família que viva sob dependência, e esteja acometida de doença grave ou toxicomania, salvo se na localidade não houver outro médico.

Capítulo II: relações com os colegas

Artigo 7º - O médico deve ter com seus colegas a consideração o apreço e a solidariedade que refletem a harmonia da classe e lhe aumentam o conceito público.

Artigo 8º - O espírito de solidariedade não pode, entretanto, induzir o médico a ser conivente com o erro, ou deixar de combater os atos que infringem os postulados éticos ou disposições legais que regem o exercício da profissão. A crítica de tais erros ou atos não deverá, porém, ser feita de público ou na presença do doente ou de sua família, salvo por força de determinação judicial, mas em reuniões de associações de classe e em debates apropriados, na presença do criticado, respeitando-se sempre a honra e a dignidade do colega.

Artigo 9º - O médico, afora impossibilidade absoluta, não recusará seus serviços profissionais a outro médico que deles necessite, nem negara sua colaboração a colega que o solicite, a não ser por motivo superior.

Artigo 10º - Comete grave infração de Ética profissional quem desvia, por qualquer modo, cliente de outro médico.

Artigo 11º - O médico não atenderá a doente que esteja em tratamento com um colega, salvo:

a. a pedido deste, evitando, entretanto, fazer prescrições e limitando-se a transmitir sua opinião ao assistente, salvo determinação expressa deste, ou em caso de urgência, do que dará ciência ao colegas, ao devolver-lhe a incumbência do caso;

b. no próprio consultório, quando ali procurado espontaneamente pelo paciente, e observados rigorosamente os preceitos da ética;

c. em caso de indubitável urgência;

d. quando o paciente informar haver cessado a assistência do outro médico, devendo, nesse caso, comunicar-se com o colega;

e. quando o caso lhe for encaminhado por um colega, para diagnóstico, tratamento especializado ou intervenção cirúrgica, após o que o paciente estará livre de retornar ao seu médico assistente.

§1º Quando se tratar de doença crônica com surtos agudos, é lícito a qualquer médico atender ao doente, uma vez que haja cessado o tratamento de cada surto, pois com ele expirou o contrato tácito de prestação de serviços.

§2º A alegação de que os serviços a serem prestados o serão a título gratuito não é escusa para o médico atender o paciente que esteja aos cuidados de um colega e, bem assim, o fato de não receber este remuneração pelo seu trabalho no caso.

Artigo 12º - O médico deve abster-se de visitar doente que esteja sob os cuidados de um colega, e, se o tiver de fazer, deve evitar qualquer comentário profissional.

Artigo 13º - Se dois ou mais médicos forem chamado simultaneamente para atender a vítima de acidente ou mal súbito, o paciente ficará sob os cuidados do que chegar primeiro, salvo se um deles é o médico habitual da família ou se o doente ou quem por ele decidir expressar sua preferência.

Artigo 14º - O especialista, solicitado por um colega para esclarecer um diagnóstico ou orientar um tratamento, tem de considerar o paciente como permanecendo sob os cuidados do primeiro, cumprindo-lhe dar este os informes concernentes ao caso.

Parágrafo único - O médico que solicita para seu cliente os serviços especializados de outro não deve determinar a este ou ao cliente a especificação de tais serviços.

Artigo 15º - Quando for impedido seu atedimento, deve um médico confiar um cliente aos cuidados de colegas, e deve este, cessado o impedimento, reencaminhá-lo ao primitivo assistente, salvo recusa formal do paciente.

Artigo 16º - Os médicos de estações de cura, casas de saúde e estabelecimentos congêneres abster-se-ão de alterar o tratamento de doentes que tragam prescrições de seus médicos assistentes, sob cujos cuidados ainda estejam, a não ser em caso de indiscutível conveniência para o paciente, o que será comunicado ao médico assistente.

Artigo 17º - Não deve o médico aceitar emprego deixado por colega que tenha sido exonerado sem justa causa ou haja pedido demissão para preservar a dignidade ou os interesses da profissão e da classe médica.

Artigo 18º - Constitui prática atentatória de moral profissional procurar um médico conseguir para si emprego que esteja sendo exercido por um colega.

Capítulo III: conferências médicas

Artigo 19º - Assiste ao médico ou ao doente, bem como à família deste ou a seus responsáveis, o direito de propor ou exigir conferências médicas.

Artigo 20º - Ao médico assistente cabe a iniciativa da conferência nos seguintes casos:

a. quando não puder firmar um diagnóstico;

b. quando não tiver obtido resultados satisfatórios no tratamento empregado;

c. quando necessitar do auxílio de especialista;

d. quando precisar confirmar prognóstico;

e. sempre que perceber ou supuser desconfiança por parte do doente ou de sua família, quanto a sua conduta clínica.

Artigo 21º - O doente ou seus responsáveis poderão solicitar conferência quando o desejarem, não devendo o médico assistente, nessas circunstâncias, manifestar ressentimento ou considerar-se ofendido ou diminuído.

Artigo 22º - Quando a conferência for solicitada pelo médico assistente, cabe-lhe a indicação do ou dos conferencistas; quando o for pelo doente ou sua família, a estes caberá o convite ao médico de sua escolha, que deve ser acatada pelo assistente, a não ser que haja motivos ponderáveis para sua impugnação.

Artigo 23º - Compete ao médico assistente combinar com os conferencistas dia e hora para realização da conferência, salvo em caso de urgência, quando as condições serão ditadas pelo interesse do doente.

Artigo 24º - No decorrer da conferência, observar-se-ão as seguintes normas:

1º. reunida a conferência, o assistente fará o relato clínico do caso, sem precisar diagnóstico, salvo se o julgar necessário, o que fará por escrito, em carta fechada; a seguir, os conferentes examinarão livremente o enfermo, e, reunida novamente a conferência, cada qual emitirá o seu parecer, começando pelo mais jovem e terminando pelo assistente, que, nesse momento, abrirá a sobrecarta com a sua opinião escrita ou a emitirá verbalmente, se não houver escrito;

2º. durante a conferência, os médicos evitarão manifestar-se diante do doente ou de pessoas de sua família, devendo discutir e decidir após o exame em sala reservada;

3º. havendo acordo, caberá ao assistente comunicar o resultado ao doente ou à família, fazendo-se em nome de todos, sem discriminação de opiniões individuais, podendo a prescrição ser assinada por toda a junta ou somente pelo assistente;

4º. se houver desacordo, os diversos pareceres serão comunicados ao doente ou à família, cabendo ao assistente propor nova conferência, e, se os interessados optarem por opinião diferente da do assistente, cumpre-lhe despedir-se, concedendo ampla liberdade para escolha de outro profissional.

Artigo 25º - O médico conferencista não aceitará tornar-se assistente, senão:

1º. a pedido ou no impedimento do médico assistente;

Apêndice – Códigos de Ética Médica

2º. por vontade expressa do doente ou seus responsáveis imediatos, e após dispensa do médico assistente.

Artigo 26º - As discussões ocorridas na conferência são de caráter secreto e confidencial, e a responsabilidade da decisão é coletiva e solidária, não podendo nenhum dos seus participantes dela eximir-se por juízos críticos ou censuras, tendentes a desvirtuar a opinião do colega ou a legitimidade científica do tratamento combinado pela junta.

Artigo 27º- É dever do médico conferencista:

1º. usar de boa-fé, agir com probidade, ser respeitoso, tolerante e cordial para com os colegas;

2º. observar honesta e escrupulosa atitude em face da reputação moral e científica do assistente, cuja atuação deverá justificar, sempre que não colida com a verdade dos fatos ou com os princípios fundamentais da ciência;

3º. procurar atenuar o erro e abster-se de juízos, alusões e insinuações, capazes de prejudicar o crédito do médico-assistente, sua autoridade e a confiança que nele depositam o doente e a sua família.

Artigo 28º - O médico-assistente tem o direito de lavrar e conservar uma ata da conferência, assinada pelo que dela participaram e transcrevendo as opiniões emitidas, desde que julgue necessário para resguardar o seu crédito e competência.

Artigo 29º - Nenhum médico pode participar de conferência sem que esteja presente o assistente.

Capítulo IV: relações com o doente

Artigo 30º- O alvo de toda atenção do médico é sempre o doente, em benefício do qual deverá agir com o máximo de zelo e o melhor de sua capacidade profissional.

Artigo 31º - O médico tem o dever da veracidade para com o seu doente, devendo informá-lo do diagnóstico, salvo se essas informações puderem causar-lhe dano, caso em que serão prestadas à família.

Guia de Bolso de Ética, Bioética e Deontologia Médica

Artigo 32º - Não é permitido ao médico:

a. abandonar o cliente, mesmo em casos crônicos ou incuráveis, salvo por impedimento irremovível, o que deverá ser comunicado ao cliente ou ao seu responsável, com a necessária antecedência;

b. prescrever tratamento sem exame direto do paciente, exceto em caso de urgência ou de impossibilidade comprovada de realizar esse exame;

c. exagerar diagnóstico ou prognóstico, complicar a terapêutica, exceder-se no número de consultas e visitas;

d. indicar ou executar terapêutica ou intervenção cirúrgica desnecessária ou proibida pela legislação do País;

e. exercer sua autoridade de maneira a limitar o direito do paciente de resolver sobre sua pessoa e seu bem-estar.

Artigo 33º - O médico levará em conta, na clínica particular, as possibilidades financeiras do cliente com relação à prescrição de medicamentos, regimes, tratamentos, intervenções cirúrgicas e indicações outras à custa do paciente.

Artigo 34º - O número e oportunidade das visitas e consultas devem ser sempre condicionados à natureza e gravidade do mal, à intranqüilidade do doente ou da família, e nunca ao fito de aumentar a remuneração profissional.

Artigo 35º - O médico respeitará o pudor do seu cliente, evitará examinar uma senhora a sós, devendo fazê-lo em presença de colega, enfermeira ou pessoa que venha em companhia da paciente.

Capítulo V: segredo do médico

Artigo 36º - O médico está obrigado, pela ética e pela lei, a guardar segredo sobre fatos de que tenha conhecimento, por ter visto, ouvido ou deduzido, no exercício de sua atividade profissional, ficando na mesma obrigação todos os seus auxiliares.

Parágrafo único: O consentimento do cliente não exime o médico da obrigação de guardar sigilo.

Apêndice – Códigos de Ética Médica **231**

Artigo 37° - O médico não revelará, como testemunha, fatos de que tenha tido conhecimento no exercício de sua profissão; mas, intimado a prestar depoimento, em casos dessa natureza, deve comparecer perante a autoridade que o mandou intimar, para declarar-lhe que está ligado à obrigação do segredo profissional.

Artigo 38° - É admissível a quebra do segredo profissional nos seguintes casos:

a. quando o paciente for menor impúbere e se tratar de lesão ou enfermidade que exija assistência ou medida profilática por parte da família, ou envolva a responsabilidade de terceiros, cabendo ao médico, nesses casos, revelar o fato aos pais, tutores ou pessoa outra sob cuja guarda ou dependência esteja o paciente;

b. para evitar o casamento de portador de defeito físico irremediável ou de moléstia grave e transmissível por contágio ou herança, capaz de pôr em risco a saúde do outro cônjuge ou de sua descendência, casos esses suscetíveis de motivar anulação de casamento, e em que o médico esgotará, primeiro, todos os meios idôneos para evitar a quebra do sigilo;

c. quando se tratar de fato delituoso previsto em lei, e a gravidade de suas conseqüências sobre terceiros crie para o médico o imperativo de consciência de denunciá-lo à autoridade competente.

Artigo 39° - A revelação do segredo médico faz-se necessária:

a. nos casos de doença infecto-contagiosa de notificação compulsória, ou outras de declaração obrigatória (doenças profissionais, toxicomania, etc.);

b. em perícias judiciais;

c. quando o médico está investido de função em que tenha de pronunciar-se sobre o estado do examinado (serviço biométricos, juntas de saúde, médicos de companhias de seguro, etc.);

d. nos estados de óbito;

e. nos caso de sevícias em menores, inanição, castigos corporais, atentados ao pudor;

f. em caso de crime pelo qual vá expiar um inocente e o cliente, culpado, se apresente à justiça, mesmo após os conselhos do médico;

g. em face de abortadores profissionais, desde que ressalvados os interesses da cliente.

Artigo 40º -   Salvo nos casos previstos no artigo anterior, os atestados médicos só podem ser fornecidos ao próprio interessado, neles ficando declarado que foram dados a pedido do mesmo, evitando-se ao máximo mencionar diagnóstico.

Artigo 41º -   Os boletins médicos devem ser redigidos de modo que se não revele, direta ou indiretamente, moléstia ou situação que deva ficar em sigilo.

Artigo 42º -   As papeletas e folhas de observações clinicas, e respectivos fichários, em hospitais, maternidades, casa de saúde, etc. não podem ficar expostos ao conhecimento de estranhos.

Artigo 43º -   Não pode o médico, em anúncios profissionais, inserir fotografia, nome, endereço ou qualquer outro elemento que identifique o doente, e, nos relatos ou publicações em sociedade científica e jornais médicos, adotará o mesmo critério, salvo autorização expressa do interessado.

Artigo 44º -   Na cobrança de honorários, por meio judicial ou outros, não pode o médico quebrar o segredo profissional a que está vinculado.

Capítulo VI: responsabilidade profissional

Artigo 45º -   O médico responde civil e penalmente por atos profissionais danosos ao cliente, a que tenha dado causa por imperícia, imprudência ou negligência.

Artigo 46º -   Deve o médico assumir, sempre, a responsabilidade dos próprios atos, constituindo prática desonesta atribuir indevidamente seus malogros a terceiros ou a circunstâncias ocasionais.

Artigo 47º -   O médico não é obrigado por lei a atender o doente que procure seus cuidados profissionais, porém, cumpre-lhe fazê-lo em caso de real urgência ou quando não haja na localidade outro

Apêndice – Códigos de Ética Médica **233**

colega ou serviço médico em condições de prestar a assistência necessária.

Artigo 48º - Cabe exclusivamente ao médico o direito de escolher o tratamento para seu doente, orientando-se sempre pelo princípio do *primum non nocere*, devendo preferir, sempre que possível, o tratamento médico ao cirúrgico e, neste, as operações reparadoras às mutiladoras.

Artigo 49º - O médico, salvo caso de 'iminente perigo de vida', não praticará intervenção cirúrgica sem o prévio consentimento, tácito ou explícito, do paciente ou do seu representante legal, se se tratar de menor ou de incapaz de consentir.

Artigo 50º - Salvo em caso de absoluta urgência, o médico não praticará anestesia geral do paciente sem a presença de um colega.

Artigo 51º - São lícitas as intervenções cirúrgicas com finalidade estética, desde que necessárias ou quando o defeito a ser removido ou atenuado seja fator de desajustamento psíquico.

Artigo 52º - A esterilização é condenada, salvo formal indicação terapêutica, e depois da aquiescência de dois médicos ouvidos em conferência.

Artigo 53º - O médico não provocará o aborto, salvo quando não haja outro meio de salvar a vida da gestante, ou quando a gravidez tenha resultado de estupro; e só depois do consentimento expresso da gestante ou de seu representante legal e salvo se não houver outros médicos na localidade, depois do parecer de dois colegas ouvidos em conferência.

Artigo 54º - O médico não anunciará, clara ou veladamente, processo ou tratamento destinado a evitar a gravidez.

Artigo 55º - É permitido intervir, no interesse exclusivo da saúde ou da vida da gestante, tanto no caso de aborto espontâneo como no de aborto provocado por outrem.

Artigo 56º - O médico tem o dever de tudo fazer para aliviar o sofrimento do seu doente, jamais chegará, porém, ao excesso, de contribuir, pela ação ou pelo conselho, para antecipar a morte de seu paciente.

Artigo 57º - São condenáveis as experiências *in anima nobili* para fins especulativos; mesmo quando consentidas, podem ser toleradas apenas as de finalidade estritamente terapêutica ou diagnóstica, no interesse do próprio doente, ou quando não lhe acarretem, seguramente, perigo de vida ou dano sério, caso em que serão precedidas do consentimento espontâneo e expresso do paciente, no perfeito uso de suas faculdades mentais e perfeitamente informado das possíveis conseqüências da prova.

Artigo 58º - São absolutamente interditadas quaisquer experiências no homem, com fins bélicos, políticos, raciais ou eugênicos.

Artigo 59º - É vedado ao médico atestar falsamente sanidade ou enfermidade, ou firmar atestado sem ter praticado os atos profissionais que o justifiquem.

Artigo 60º - O médico tem o dever de fornecer o atestado de óbito se vinha prestando assistência médica ao paciente, mas somente o fará depois de certificado pessoalmente da realidade da morte, e sempre utilizando os impressos fornecidos pelas repartições sanitárias competente declarando a exata *causa mortis*, de acordo com a nomenclatura nosológica internacional e estatística demográfico-sanitárias.

§1º O médico não atestara óbito de pessoa a que não tenha prestado assistência médica, salvo caso de verificação médico-legal, ou quando o paciente haja falecido sem assistência médica, em localidade onde não exista serviço de verificação de óbito.

§2º Quando houver motivo justificado para não fornecer o atestado de óbito, o médico comunicará o fato à autoridade competente.

Capítulo VII: honorários profissionais

Artigo 61º - Devem honorários aos médicos as pessoas, ou os responsáveis por elas, que tenham solicitado seus serviços profissionais.

Artigo 62º - Só os profissionais legalmente habilitados para o exercício da medicina podem pretender cobrar honorários médicos.

Artigo 63º - O médico se conduzirá com moderação na fixação de seus honorários, não devendo fazê-lo arbitrariamente, mas segundo a jurisprudência e a doutrina, atendendo aos seguintes elementos:

a. costumes do lugar;

Apêndice – Códigos de Ética Médica

    b. condições em que o serviço foi prestado (hora, local, distância, urgência, meio de transporte, etc.);

    c. trabalho e tempo despendidos;

    d. qualidade do serviço prestado e complexidade do caso;

    e. notoriedade do médico;

    f. praxe anteriormente estabelecida, e não revogada, entre o médico e o cliente.

Artigo 64º - O médico não deve pleitear honorários:

    a. por serviços prestados aos irmãos, cunhados, e ascendentes diretos;

    b. por serviços prestados a colega que exerça a profissão ou a pessoa da respectiva família sob sua dependência;

    c. quando inicialmente os serviços foram declarados gratuitos;

    d. quando seus serviços não foram solicitados.

Artigo 66º - O médico pode estipular previamente os seus honorários ou fixá-los no término dos seus serviços, mas é censurável neles incluir despesas hospitalares ou farmacêuticas.

Artigo 67º - É lícito ao médico procurar haver judicialmente seus honorários, mas, no decurso da lide, deve manter invioláveis os preceitos da ética, não quebrando o segredo profissional, mas aguardando que o perito nomeado para o arbitramento proceda às verificações necessárias.

Artigo 68º - Quando, no tratamento de um doente, cooperarem, além do médico assistente, outros profissionais, as notas de honorários serão enviadas separadamente ou em conjunto, mas, nesta última hipótese, será discriminada a importância que cabe a cada um dos médicos.

Artigo 69º - É permitido ao médico afixar no consultório ou clínica tabela pormenorizada do preço de seus serviços.

Capítulo VIII: relações com instituições assistenciais e hospitalares e com auxiliares do serviço médico

Artigo 70º - O trabalho coletivo ou em equipe não diminui a responsabilidade de cada profissional pelos seus atos e funções, como estabelece o presente Código, sendo os princípios deontológicos que se aplicam ao indivíduo os mesmos que regem as organizações de assistência médica.

Artigo 71º - O médico não encaminhará a serviços gratuitos de instituições assistenciais ou hospitalares doentes possuidores de recursos financeiros.

Artigo 72º - O médico não formulará, junto aos doentes, críticas depreciativas aos serviços hospitalares ou assistências, a sua enfermagem ou a seus médicos, nem atribuirá indevidamente a deficiências ou a desacertos de um ou outros o malogro ou dificuldade do tratamento ou diagnóstico.

Artigo 73º - Quando investido de função de chefia ou direção, as relações do médico com seus colegas devem ser as reguladas no presente Código, cumprindo-lhe tratá-las com devida consideração e tolerância, não se servindo de sua posição para tornar odioso o trabalho em comum ao adotar medidas injustas contra seus subordinados.

Artigo 74º - O médico terá para com os enfermeiros e demais auxiliares a urbanidade e consideração que merecem na sua nobre função, não lhes dificultando o cumprimento de suas obrigações e deles exigindo a fiel observância dos preceitos éticos.

Artigo 75º - O médico não deve prestar aos doentes serviços que por sua natureza competem a enfermeiros ou pessoal subalterno, salvo caso urgente ou de calamidade pública.

Capítulo IX: relações com a saúde pública

Artigo 76º - É dever o médico colaborar com as autoridade competentes na preservação da saúde pública, cumprindo-lhe notificar os casos de doenças infecto-contagiosas previstas em lei, bem como aconselhar e incentivar a execução de medidas de higiene individual e coletiva.

Artigo 77º - Na prescrição de entorpecente, deve o médico cingir-se às exigências absolutamente necessárias do doente, agindo sempre de acordo com a lei e regulamentos que regem a matéria, sendo-lhe vedado:

Apêndice – Códigos de Ética Médica **237**

a. receitar substâncias entorpecentes fora dos casos indicados, ou em doses evidentemente maiores do que as necessárias;

b. permitir a utilização de seu consultório ou clínica para guarda ou uso ilegal de entorpecentes.

Artigo 78º - É vedado ao médico exercer simultaneamente a medicina e a farmácia ou ter contrato para exploração de indústria farmacêutica, ficando porém assegurados seus direitos de autor de fórmula de especialidade farmacêutica.

Artigo 79º - É condenável a prescrição exclusiva de medicamentos de determinado laboratório, bem como a indicação sistemática de farmácia, laboratório de análise, casa de ótica ou estabelecimento equivalente, salvo não havendo outros ou por motivos de estrita confiança, cabendo, entretanto, ao médico desaconselhar a procura de tal ou qual estabelecimento.

Artigo 80º - Não deve exercer a profissão o médico que sofra de moléstia repugnante, mental, contagiosa grave ou de cegueira.

Capítulo X: relações com a justiça

Artigo 81º - Qualquer médico, no exercício legal de sua profissão, pode ser nomeado perito, para esclarecer a justiça em assuntos de sua competência.

Artigo 82º - Pode o médico escusar-se de funcionar em perícia cujo assunto escape a sua competência especializada, ou por motivo de forca maior, devendo sempre dar a devida consideração à autoridade que o nomeou, solicitando-lhe dispensa do encargo antes de qualquer compromissamento.

Artigo 83º - O médico não deve ser perito de cliente seu, nem funcionar em perícias em que seja parte pessoa de sua família, amigo íntimo ou inimigo, e quando um colega for interessado na questão, deve pôr de parte o espírito de classe ou camaradagem, procurando apenas servir à justiça com imparcialidade.

Artigo 84º - O médico perito deve agir com absoluta isenção, limitando-se à exposição do que tiver conhecido através de exames e observações, e nos seus laudos não ultrapassará a esfera de suas atribuições e competência.

Artigo 85º - A lei não obriga o paciente a submeter-se a exames periciais, assim, sempre que haja qualquer oposição de sua parte, deverá levar o fato ao conhecimento da autoridade que o nomeou.

Artigo 86º - É condenável valer-se o médico de cargo que exerça ou de laços de parentesco ou amizade com autoridades administrativas ou judiciais, para pleitear ser nomeado perito.

Capítulo XI: publicação de trabalhos científicos

Artigo 87º - Na publicação de trabalhos científicos, serão observadas as seguintes normas:

a. as discordâncias em relação às opiniões ou trabalhos de outro médico devem ter cunho estritamente impessoal;

b. quando os fatos forem examinados por dois ou mais médicos, e houver combinação a respeito do trabalho, os termos do ajuste serão rigorosamente observados pelos participantes, haja ou não acordo. Cada participante pode fazer publicação independente no que se refere ao setor em que atuou;

c. tratando-se de fato inteiramente esclarecido por outra pessoa, por solicitação do médico, este não deve publicar o trabalho, mas, se a solicitação teve por objeto apenas esclarecer pormenores ou dirimir dúvidas, pode o médico solicitante manter o direito de preferência mediante acordo prévio com a pessoa cujo auxílio foi solicitado;

d. no caso de cooperação com pessoas que exercem outras profissões, deve o médico respeitar o Código de Ética adotado pelo órgão competente da entidade a que pertence o cooperador;

e. em nenhum caso o médico se prevalecerá da posição hierárquica para fazer publicar em seu nome exclusivo trabalhos de seus subordinados e assistentes, mesmo quando executados sob sua orientação;

f. não é lícito utilizar, sem referência ao autor e sem sua autorização expressa, dados, informações ou opiniões colhidas em fontes não publicadas ou particulares;

Apêndice – Códigos de Ética Médica 239

g. é vedado apresentar como originais quaisquer idéias, descobertas ou ilustrações que na realidade não o sejam.

Capítulo XII: observância e aplicação do Código

Artigo 88º - Competem às Associações Médicas dos Estados a apuração das faltas cometidas contra este Código e a aplicação de penalidade aos transgressores, com recursos voluntários para a Associação Médica Brasileira, na forma dos estatutos.

Artigo 89º - Deve o médico dar conhecimento a seu órgão de classe, com a devida descrição e fundamento, dos fatos que constituem infração das normas deste Código.

Artigo 90º - Nas dúvidas a respeito da observância ou aplicação deste Código, ou nos casos omissos, deve o médico consultar o respectivo órgão de classe.

Código de Ética Médica (1965)

Elaborado pelo Conselho Federal de Medicina, ouvidos os Conselhos Regionais de Medicina quando do seu Congresso de 23 a 26 de julho de 1963 e promulgado no Diário Oficial de 11 de janeiro de 1965.

Fontes:

- "Código de Ética Médica", in Diário Oficial (Seção I, parte II), 11 de janeiro de 1965, p. 96-99.
- "Código de Ética Médica", in Conselho Regional de Medicina do Estado da Guanabara, Ética Médica [Rio de Janeiro 1974], p.3-20.
- "Código de Ética Médica, em vigor desde 11 de janeiro de 1965, elaborado pelo Conselho Federal de Medicina", in Arquivos do Conselho Regional de Medicina do Estado de São Paulo, nº 7, ano 6, 1965, p. 3-14.

Capítulo 1: normas fundamentais

Artigo 1º - A medicina é uma profissão que tem por fim cuidar da saúde do homem, sem preocupação de ordem religiosa, racial, política ou social, e colaborar para a prevenção da doença, o aperfeiçoamento da espécie, a melhoria dos padrões de saúde e de vida da coletividade.

Artigo 2º - O médico tem o dever de exercer tão nobre atividade com exata compreensão de sua responsabilidade e tem o direito de receber remuneração pelo próprio trabalho que constitui seu meio normal de subsistência.

Artigo 3º - O trabalho médico deve beneficiar exclusivamente a quem o recebe e àquele que o presta, e não deve ser explorado por terceiros, seja em sentido comercial ou político.

Parágrafo único: Não se considera exploração o trabalho prestado a instituições real e comprovadamente filantrópicas.

Artigo 4º - São deveres fundamentais do médico:

a. guardar absoluto respeito pela vida humana, jamais usando seus conhecimentos técnicos ou científicos para o sofrimento ou extermínio do homem, não podendo o médico, seja qual for a circunstância, praticar atos que afetam a saúde ou a resistência física ou mental do ser humano, salvo quando se trate de indicações estritamente terapêuticas ou profiláticas em benefício do próprio paciente;

b. exercer seu mister com dignidade e consciência, observando na profissão e fora dela as normas de ética profissional prescritas neste Código e na legislação vigente e pautando seus atos pelos mais rígidos princípios morais, de modo a se fazer estimado e respeitado, preservando a honra e as nobres tradições da profissão médica;

c. abster-se de atos que impliquem a mercantilização da Medicina e combatê-los quando praticados por outrem.

Artigo 5º - É vedado ao médico:

a. utilizar-se de agenciadores para angariar serviços ou clientela;

b. receber ou pagar remuneração ou percentagem por cliente encaminhado a colega;

c. receber comissões, vantagens ou remunerações que não correspondam a serviços efetiva e licitamente prestados;

Apêndice – Códigos de Ética Médica

d. fazer publicidade imoderada, sendo lícito, porém, nos anúncios, além das indicações genéricas, referir especialidade, títulos científicos e horário de consulta;

e. anunciar a cura de doenças, sobretudo das consideradas incuráveis, o emprego de métodos infalíveis ou secretos de tratamento e, ainda que veladamente, a prática de intervenções ilícitas;

f. usar títulos que não possua ou anunciar especialidade em que não esteja habilitado;

g. dar consultas, diagnósticos ou receitas pelos jornais, rádio, televisão ou correspondência, bem como divulgar ou permitir a publicação na imprensa leiga de observações clínicas, atestados e cartas de agradecimento;

h. receitar sob forma secreta;

i. desviar, para clínica particular, doentes que tenha atendido em virtude de sua função em instituição assistencial de caráter gratuito;

j. anunciar a prestação de serviços gratuitos ou a preços vis, em consultórios particulares, ou oferecê-los em tais condições a instituições cujos associados possam remunerá-los adequadamente;

k. acumpliciar-se, por qualquer forma, com os que exercem ilegalmente a Medicina;

l. colaborar em plano de serviço com entidade em que não tenha independência profissional ou em que não haja respeito aos princípios éticos estabelecidos;

m. divulgar processos de tratamento ou descobertas cujo valor não esteja expressamente reconhecido pelos organismos profissionais;

n. praticar quaisquer atos de concorrência desleal aos colegas;

o. deixar de utilizar os conhecimentos técnicos ou científicos a seu alcance contra o sofrimento ou o extermínio do homem.

Artigo 6º - Deve o médico evitar assumir responsabilidade do tratamento de pessoa de sua família que viva sob sua dependência e esteja acometida de doença grave ou toxicomania, salvo se na localidade não houver médico.

Artigo 7º - Deve o médico ser solidário com os movimentos generalizados e justos de defesa dos interesses de sua categoria profissional.

§ 1º - Entretanto poderá o médico deixar de solidarizar-se com os movimentos que estejam em desacordo com os princípios éticos ou que sejam contrários aos ditames de sua consciência.

§ 2º - Cometerá falta grave de ética profissional o médico que, apoiando, individualmente ou de qualquer outra forma, nas assembléias de suas associações, movimentos de reivindicação de sua categoria profissional, vier posteriormente a renegar seu compromisso.

Capítulo 2: relações com os colegas

Artigo 8º - O médico deve ter para com seus colegas a consideração, o apreço e a solidariedade que refletem a harmonia da classe e lhe aumentam o conceito público.

§ 1º Este apreço, a consideração e solidariedade não podem, entretanto, induzir o médico a ser conivente com o erro, levando-o a deixar de combater os atos que infringem os postulados éticos ou as disposições legais que regem o exercício da profissão. A crítica a tais erros ou atos não deverá, porém, ser feita de público ou na presença do doente ou de sua família, salvo por força de determinação judicial, mas será objeto de representação ao Conselho Regional de Medicina de sua jurisdição, respeitando-se sempre a honra e a dignidade do colega.

§ 2º Comete grave infração ética o médico que deixar de atender às solicitações ou intimações para instrução dos processos ético-profissionais.

Artigo 9º - O médico, afora impossibilidade absoluta, não recusará seus serviços profissionais a outro médico que dele necessite, nem negará sua colaboração a colega que a solicite, a não ser por motivo superior.

Apêndice – Códigos de Ética Médica | 243

Artigo 10º - Comete grave infração de ética o profissional que desvia, por qualquer modo, cliente de outro médico.

Artigo 11º - O médico não atenderá a doente que esteja em tratamento com um colega, salvo:

a. a pedido deste, evitando, entretanto, fazer insinuações e limitando-se a transmitir sua opinião ao assistente, salvo determinação expressa deste ou em caso de urgência, do que dará ciência ao colega, ao devolver-lhe a incumbência do caso;

b. no próprio consultório, quando ali procurado espontaneamente pelo doente;

c. em caso de indubitável urgência;

d. quando houver cessado a assistência do outro médico;

e. quando o caso lhe for encaminhado pelo colega, para diagnóstico, tratamento especializado ou intervenção cirúrgica, após o que o doente estará livre para retornar ao seu médico assistente.

§ 1º Quando se tratar de doença crônica com surtos agudos, é lícito a qualquer médico atender ao doente uma vez que haja cessado o tratamento de cada surto, pois com ele expirou o contrato tácito de prestação de serviços.

§ 2º A alegação de que os serviços a serem prestados o serão a título gratuito não é escusa para o médico atender o paciente que esteja sob cuidados de um colega, bem assim o fato de não receber este remuneração pelo seu trabalho no caso.

Artigo 12º - O médico deve abster-se de visitar doente que esteja sob cuidados de um colega, e, se o tiver de fazer, deve evitar qualquer comentário profissional.

Artigo 13º - Se dois ou mais médicos forem chamados simultaneamente para atender a vítima de acidente ou mal súbito, o paciente ficará sob os cuidados do que chegar primeiro, salvo se um deles é médico habitual da família ou se o doente, ou quem por ele decidir, expressar sua preferência.

Artigo 14º - O especialista solicitado por um colega para esclarecer um diagnóstico ou orientar um tratamento tem de considerar o paciente como permanecendo sob os cuidados do primeiro, cumprindo-lhe dar a este os informes concernentes ao caso.

Parágrafo único: O médico que solicita para seu cliente os serviços especializados de outro não deve determinar a este ou ao cliente a especificação de tais serviços.

Artigo 15º - Quando por impedimento seu, um médico confiar um cliente aos cuidados de colega, deve este, cessado o impedimento, reencaminhá-lo ao primitivo assistente.

Artigo 16º - Os médicos de casas de saúde e estabelecimentos congêneres abster-se-ão de alterar o tratamento de doentes que tragam prescrições de seus médicos assistentes, sob cujos cuidados ainda estejam, a não ser em casos de indiscutível conveniência para o paciente, o que será comunicado ao médico assistente.

Artigo 17º - O médico não deve demitir-se ou abandonar cargo ou função visando preservar os interesses da profissão, sem prévia audiência do Conselho Regional de Medicina em que esteja inscrito.

Artigo 18º - É vedado ao médico aceitar emprego deixado por colega que tenha sido exonerado sem justa causa, salvo anuência do Conselho Regional no qual tenha a sua inscrição.

Artigo 19º - Constitui prática atentatória da moral profissional procurar um médico, conseguir para si emprego, cargo ou função que esteja sendo exercido por colega.

Capítulo 3: conferências médicas

Artigo 20º - Assiste ao médico ou ao doente, bem como à família deste ou seus responsáveis, o direito de propor ou exigir conferências médicas.

§ 1º Quando a conferência for solicitada pelo doente ou responsável, o médico não deverá recusá-la nem manifestar ressentimento, deixando ao critério do solicitante a indicação do colega.

§ 2º O médico assistente, por motivos ponderáveis, poderá impugnar a indicação.

Apêndice – Códigos de Ética Médica **245**

§ 3º Quando a conferência for solicitada pelo médico assistente, caber-lhe-á a indicação do colega, competindo, igualmente, à família ou ao doente impugnar a indicação, desde que por motivos ponderáveis.

Artigo 21º - Ao médico assistente cabe a iniciativa da conferência:

a. quando não puder firmar um diagnóstico;

b. quando não tiver obtido resultado satisfatório no tratamento empregado;

c. quando necessitar do auxílio de especialista;

d. quando, em determinados casos, tiver de confirmar prognóstico grave;

e. quando supuser ou perceber o desejo do doente ou de seu responsável.

Artigo 22º - O especialista solicitado para a conferência deverá considerar o paciente como cliente do médico assistente, cumprindo-lhe dar a estes as informações concernentes ao caso.

Artigo 23º - A conferência será sempre de caráter reservado.

Artigo 24º - Na conferência médica, observar-se-ão as seguintes normas;

a. o médico convidado para conferência deverá aguardar a chegada do médico assistente para iniciar o exame do paciente;

b. no caso de impontualidade do médico assistente, o colega convocado, depois de razoável espera, poderá examinar o paciente, deixando, por escrito, em documento fechado, seu parecer sobre o caso;

c. no caso de impossibilidade fortuita de comparecer à conferência, o médico assistente deverá transmitir previamente ao colega relatório, escrito ou verbal, sobre sua atuação junto ao doente;

d. se ambos presentes, o médico assistente iniciará a conferência fazendo o relato clínico sobre o caso e em seguida o colega examinará o doente;

e. durante a conferência, os médicos deverão evitar manifestações diante do doente ou da família, devendo discutir e decidir, após o exame, em sala reservada;

f. se houver mais de um médico presente à conferência, cada qual emitirá seu parecer;

g. havendo acordo, caberá ao assistente comunicar o resultado ao doente ou à família, fazendo-o em nome de todos, sem discriminação de opiniões individuais, podendo a prescrição ser assinada por toda a junta ou apenas pelo assistente;

h. se houver desacordo, os diversos pareceres serão comunicados à família e ao doente, se necessário, pelo médico assistente, cabendo-lhe propor nova conferência.

Artigo 25º - Após conferência o médico assistente tem o direito de lavrar e conservar uma alta transcrevendo as opiniões emitidas e assinadas por todos os colegas que dela participarem, desde que o julguem necessário para resguardar o seu critério, competência e renome.

Parágrafo único: A lavratura desta ata será obrigatória quando se trate de conferência para decidir ou em que se decida esterilização ou interrupção de gravidez.

Artigo 26º - O médico chamado em conferência não deverá tornar-se assistente senão:

a. a pedido ou no impedimento do médico assistente;

b. ser for especialista cujos serviços sejam solicitados pelos assistentes.

Artigo 27º - É dever do médico solicitado a conferência:

a. ser respeitoso, tolerante e cordial para com o colega;

b. observar escrupulosa atitude em face da reputação moral e científica do assistente.

Artigo 28º - As discussões ocorridas na conferência são de caráter secreto e confidencial e a responsabilidade de decisão é coletiva, não podendo qualquer dos participantes externar críticas ou censurar tendentes a desvirtuar a opinião de colega ou a legitimidade científica do tratamento combinado pela junta médica.

Artigo 29º-Nenhum médico pode participar de conferência sem que esteja presente o médico assistente, salvo se por ele autorizado.

Apêndice – Códigos de Ética Médica **247**

Capítulo 4: relações com o doente

Artigo 30º - O alvo de toda atenção do médico é o doente, em benefício do qual deverá agir com o máximo de zelo e o melhor de sua capacidade profissional.

Artigo 31º - O médico tem o dever de informar o doente quanto ao diagnóstico, prognóstico e objetivos do tratamento, salvo se as informações puderem causar-lhe dano, devendo ele, neste caso, prestá-las à família ou aos responsáveis.

Artigo 32º - Não é permitido ao médico:

a. abandonar o tratamento do doente, mesmo em casos crônicos ou incuráveis, salvo por motivos relevantes:

b. renunciar à assistência de doentes, sem prévia justificação;

c. prescrever tratamento sem exame direto do paciente, exceto em caso de urgência ou de impossibilidade comprovada de realizar esse exame;

d. exagerar a gravidade do diagnóstico e prognóstico, complicar a terapêutica, exceder-se no número de consultas e visitas;

e. indicar ou executar terapêutica ou intervenção cirúrgica desnecessária ou proibida pela legislação do País;

f. exercer sua autoridade de maneira a limitar o direito do paciente resolver sobre sua pessoa e seu bem-estar;

g. olvidar que o pudor do cliente merece o maior respeito, mesmo em se tratando de crianças.

Artigo 33º - O médico levará em conta, na clínica particular, as possibilidades financeiras do cliente.

Capítulo 5: segredo médico

Artigo 34º - O médico está obrigado, pela ética e pela lei, a guardar segredo sobre fatos de que tenha conhecimento por ter visto, ouvido ou deduzido no exercício de sua atividade profissional.

Parágrafo único: Deve o médico empenhar-se no sentido de estender aos seus auxiliares a mesma obrigação de guardar o segredo colhido no exercício de sua profissão.

Artigo 35º - O médico não revelará, como testemunha, fatos de que tenha conhecimento no exercício de sua profissão, mas, intimado a depor, é obrigado a comparecer perante a autoridade para declarar-lhe que está preso à guarda de segredo profissional.

Artigo 36º - O médico não pode considerar-se desobrigado da guarda do segredo, mesmo que o paciente ou interessado o desligue da obrigação.

Artigo 37º - É admissível a quebra de segredo profissional nos seguintes casos:

a. quando o paciente for menor e se tratar de lesão ou enfermidades que exija assistência ou medida profilática por parte da família, ou envolva responsabilidade de terceiros, cabendo ao médico revelar o fato aos pais, tutores ou outras pessoas sob cuja guarda ou dependência estiver o paciente;

b. para evitar o casamento de portador de defeito físico irremediável ou moléstia grave e transmissível por contágio ou herança capaz de pôr em risco a saúde do futuro cônjuge ou de sua descendência, casos suscetíveis de motivar anulação de casamento, em que o médico esgotará, primeiro todos os meios idôneos para evitar a quebra de sigilo;

c. quando se tratar de fato delituoso previsto em lei e a gravidade de suas conseqüências sobre terceiros crie para o médico o imperativo de consciência para revelá-lo à autoridade competente.

Artigo 38º - A revelação do segredo médico faz-se necessária:

a. nos casos de doença infecto-contagiosa de notificação compulsória ou de outras de declaração obrigatória (doenças profissionais, toxicomania etc.);

b. nas perícias judiciais;

c. quando o médico está revestido de função em que tenha de pronunciar-se sobre o estado do examinado (serviços biométricos, juntas de saúde, serviços de companhias de seguros etc.), devendo os laudos e pareceres nesses casos ser limitados ao mínimo indispensável, sem desvendar-se, se possível, o diagnóstico;

d. nos atestados de óbito;

Apêndice – Códigos de Ética Médica 249

e. em se tratando de menores, nos casos de sevícias, castigos corporais, atentados ao pudor, supressão intencional de alimentos;

f. nos casos de crimes, quando houver inocente condenado e o cliente, culpado, não se apresentar à justiça, apesar dos conselhos e solicitações do médico;

g. nos casos de abortamento criminoso, desde que ressalvados os interesses da cliente.

Parágrafo único: É aconselhável o uso em código da nomenclatura internacional de doenças e causas de morte.

Artigo 39º - Salvo nos casos previstos no artigo anterior, os atestados médicos só podem ser fornecidos ao próprio interessado, neles ficando declarado que foram dados a pedido do mesmo, evitando-se ao máximo mencionar diagnóstico.

Artigo 40º - Os boletins médicos devem ser redigidos de modo que se não revele, direta ou indiretamente, moléstia ou situação que deva ficar em sigilo.

Artigo 41º - As papeletas e folhas de observações clínicas e respectivos fichários, em hospitais, maternidades, casas de saúde, etc., não podem ficar expostas ao conhecimento de estranhos.

Artigo 42º - O médico não poderá, em anúncios profissionais, inserir fotografias, nome, iniciais de nome, endereço ou qualquer outro elemento que identifique o doente, devendo adotar o mesmo critério dos relatos ou publicações em Sociedades Científicas e Jornadas Médicas.

Artigo 43º - Na cobrança de honorários, por meios judiciários ou outros, não pode o médico quebrar segredo profissional, a que está vinculado.

Artigo 44º - O médico, investido na função de perito, não está preso ao segredo profissional para com a autoridade competente, ficando, entretanto, obrigado o guardar sigilo pericial.

Capítulo 6: responsabilidade profissional médica

Artigo 45º - O médico responde civil e penalmente por atos profissionais danosos ao cliente, a que tenha dado causa por imperícia, imprudência, negligência ou infrações éticas.

Artigo 46º - Deve o médico assumir sempre a responsabilidade dos próprios atos, constituindo prática desonesta atribuir indevidamente seus malogros a terceiros ou a circunstâncias ocasionais.

Artigo 47º - O médico não é obrigado por lei a atender ao doente que procure seus cuidados profissionais, porém cumpre-lhe fazê-lo em caso de urgência ou quando não haja na localidade colega ou serviço médico em condições de prestar assistência necessária.

Artigo 48º - É da exclusiva competência do médico a escolha do tratamento para seu doente, devendo ele orientar-se sempre pelo princípio geral de *primum non nocere*.

Artigo 49º - O médico, salvo o caso de iminente perigo de vida, não praticará intervenção cirúrgica sem o prévio consentimento tácito ou explícito do paciente, e, tratando-se de menor ou de incapaz, de seu representante legal.

Artigo 50º - O médico, tanto quanto possível, deve abster-se de praticar anestesia geral sem a presença do médico anestesista.

Artigo 51º - São lícitas as intervenções cirúrgicas com finalidade estética, desde que necessárias ou quando o defeito a ser removido ou atenuado seja fator de desajustamento psíquico.

Artigo 52º - A esterilização é condenada, podendo, entretanto, ser praticada em casos excepcionais, quando houver precisa indicação referendada por mais dois médicos ouvidos em conferência.

Parágrafo único: Da conferência será lavrada ata em três vias, das quais uma será enviada ao Conselho Regional de Medicina, outra ao Diretor do estabelecimento em que vai realizar-se a intervenção, ficando a terceira em poder do profissional que executar o ato cirúrgico.

Artigo 53º - A inseminação artificial heteróloga não é permitida, a homóloga poderá ser praticada se houver o consentimento expresso dos cônjuges.

Artigo 54º - O médico não deverá provocar o abortamento, salvo quando não houver outro meio de salvar a vida da gestante ou quando a gravidez resultar de estupro, mas sempre depois do consentimento expresso da gestante ou de seu representante legal.

Apêndice – Códigos de Ética Médica

§ 1º Em qualquer desses casos, expressos na lei, o médico poderá intervir depois do parecer de pelo menos dois colegas, ouvidos em conferência.

§ 2º Da conferência será lavrada ata em três vias, uma das quais será enviada ao Conselho Regional de Medicina, outra ao Diretor Clinico do estabelecimento em que se vai realizar a intervenção, ficando a terceira em poder do profissional que executar o ato cirúrgico.

Artigo 55º - No interesse exclusivo da saúde ou da vida da gestante, nos casos de abortamento já iniciado, espontâneo ou provocado, o médico poderá intervir, devendo sempre, a fim de ressalvar sua responsabilidade, comunicar o fato, em documento escrito e sigiloso, ao Conselho Regional de Medicina.

Artigo 56º - O médico não anunciará, clara ou veladamente, processo ou tratamento destinado a evitar a gravidez.

Artigo 57º - O médico não pode contribuir, direta ou indiretamente, para apressar a morte do doente.

Artigo 58º - As experiências *in anima nobili* só poderão ser permitidas para fins estritamente de tratamento ou diagnóstico, sempre precedidas de consentimento do paciente, quando em perfeita higidez mental, ou de seus responsáveis, devidamente informados das possíveis conseqüências.

Artigo 59º - São absolutamente interditas quaisquer experiências no homem, com fins bélicos, políticos, raciais ou eugênicos.

Artigo 60º - É vedado ao médico atestar falsamente sanidade ou enfermidade, ou firmar atestado sem ter praticado os atos profissionais que o justifiquem.

Artigo 61º - O médico tem o dever de fornecer o atestado de óbito, se vinha prestando assistência médica ao paciente, mas somente o fará depois de certificado pessoalmente da realidade de morte, e sempre utilizando os impressos fornecidos pelas repartições sanitárias competentes, declarando a exata causa-mortis, de acordo com a nomenclatura nosológica internacional de estatística demográfico-sanitária.

§ 1º O médico não atestará óbito de pessoa a que não tenha prestado assistência médica, salvo caso de verificação médico-legal ou quando o paciente haja falecido sem assistência médica, em localidade onde não existe serviço de verificação de óbito.

§ 2º Quando houver motivo justificado para não fornecer o atestado de óbito, o médico comunicará o fato à autoridade competente.

Artigo 62º - A hipnose só poderá ser usada pelo médico, para fins terapêuticos ou de diagnóstico, quando houver rigorosa indicação científica e, sempre que possível, por médico especializado.

Artigo 63º - O médico não deverá praticar a hipnose sem o prévio consentimento, tácito ou explícito, do paciente ou de seu representante legal, quando se tratar de menor ou incapaz de consentir.

Artigo 64º - O médico não deve empregar a hipnose ou outros quaisquer processos que possam alterar a personalidade ou a consciência do indivíduo, para fins de investigação policial ou judicial.

Capítulo 7: honorários profissionais

Artigo 65º - Devem os honorários aos médicos as pessoas, ou os responsáveis por elas, que lhes tenham solicitado serviços profissionais.

Artigo 66º - Só os profissionais legalmente habilitados para o exercício da medicina podem pretender cobrar honorários médicos.

Artigo 67º - O médico se conduzirá com moderação na fixação de seus honorários, não devendo fazê-lo arbitrariamente, mas, segundo a jurisprudência e a doutrina, atendendo aos seguintes elementos:

a. costume do lugar;

b. condições em que o serviço foi prestado (hora, local, distancia, urgência, meio de transporte etc.);

c. trabalho e tempo despendidos;

d. qualidade do serviço prestado e complexidade do caso.

Artigo 68º - O médico não deve pleitear honorários:

a. por serviços prestados aos irmãos, cunhados e ascendentes ou descendentes diretos;

Apêndice – Códigos de Ética Médica **253**

b. por serviços prestados a colega que exerça a profissão ou a pessoa da respectiva família sob sua dependência, exceto quando se trate de práticas psicoterápicas, sendo lícito, sempre, porém, o recebimento do valor de material despendido na prestação de serviço;

c. quando inicialmente os serviços foram declarados gratuitos;

d. quando seus serviços não foram solicitados.

Artigo 69º - É reprovável:

a. atender o médico gratuitamente a pessoas possuidoras de recursos, a não ser em condições personalíssimas;

b. cobrar, sem motivos justificáveis, honorários inferiores aos estabelecidos pela praxe do lugar.

Artigo 70º - O médico pode estipular previamente seus honorários ou fixá-los no término dos seus serviços, mas é censurável neles incluir despesas hospitalares ou farmacêuticas.

Artigo 71º - É lícito ao médico procurar haver judicialmente seus honorários, mas, no decurso da lide, deve manter invioláveis os preceitos da ética, não quebrando o segredo profissional, mas aguardando que o perito nomeado para o arbitramento proceda às verificações necessárias.

Artigo 72º - Quando no tratamento de um doente cooperam, além do médico assistente, outros profissionais, as notas de honorários serão enviadas, separadamente ou em conjunto, mas nesta última hipótese será discriminada a importância que cabe a cada um dos médicos.

Artigo 73º - É permitido ao médico afixar no consultório ou clínica tabela pormenorizada do preço de seus serviços.

Capítulo 8: relações com instituições assistenciais e hospitalares, com auxiliares do serviço médico

Artigo 74º - O trabalho coletivo ou em equipe não diminui a responsabilidade de cada profissional pelos seus atos e funções, como o estabelece o presente Código, sendo os princípios deontológicos que se

Guia de Bolso de Ética, Bioética e Deontologia Médica

aplicam ao indivíduo os mesmos que regem as organizações de assistência médica.

Artigo 75º - O médico não encaminhará a serviços gratuitos de instituições assistenciais ou hospitalares doentes possuidores de recursos financeiros, quando disso tenha conhecimento.

Artigo 76º - O médico não formulará, junto ao doente, críticas aos serviços hospitalares ou assistenciais, a sua enfermagem ou aos seus médicos, devendo dirigi-las a apreciação das autoridades competentes.

Parágrafo único: Tem o médico o direito de alegar falhas nos regulamentos das instituições médico-hospitalares, sobretudo quando as julgar indignas para o exercício da profissão e prejudiciais para o doente, devendo, entretanto, dirigi-las tão-somente aos órgãos competentes.

Artigo 77º - Quando investido em função de direção ou chefia, as relações do médico com seus colegas e demais auxiliares deverão ser as reguladas no presente Código, não sendo lícito ao diretor ou chefe deixar de exigir de todos a fiel observância dos preceitos da ética, como não o é negar-lhes o apreço, a consideração, a solidariedade e seus legítimos direitos.

Parágrafo único: O apreço, consideração, solidariedade e o respeito aos direitos legítimos de seus colegas não deverão implicar o esquecimento, por estes, de suas obrigações, deveres e atenções, como subordinados hierárquicos, para com o colega de direção ou chefia.

Artigo 78º - O médico terá para com os enfermeiros e demais auxiliares a urbanidade e consideração que merecem na sua nobre função, não lhes dificultando o cumprimento de suas obrigações e deles exigindo a fiel observância dos preceitos éticos.

Capítulo 9: relações com a saúde pública

Artigo 79º - O médico deverá colaborar com as autoridades competentes na preservação da saúde pública e respeitar a legislação sanitária e regulamento em vigor.

Apêndice – Códigos de Ética Médica

Artigo 80° - É vedado ao médico exercer simultaneamente a Medicina e a Farmácia.

Artigo 81° - O médico que sofra de moléstia mental não pode exercer a profissão.

Capítulo 10: relações com a justiça

Artigo 82° - Sempre que nomeado perito, o médico deverá colaborar com a Justiça, esclarecendo-a em assunto de sua competência.

Parágrafo único: Ao médico perito é lícito requerer arbitramento de honorários pela autoridade competente, não lhe sendo permitido, porém, contratar pagamento com partes interessadas.

Artigo 83° - Quando, porque o assunto escape de sua competência, ou por motivo outro de força maior, decidir o médico renunciar a função de perito para a qual tenha sido nomeado, deverá, em consideração a autoridade que o nomeou, solicitar-lhe dispensa do encargo antes de qualquer ato compromissório.

Artigo 84° - O médico não poderá ser perito de cliente seu, nem funcionar em perícia de que seja parte pessoa de sua família, ou amigo íntimo ou inimigo; e, quando for interessado na questão um colega, caber-lhe-á pôr de parte o espírito de classe ou de camaradagem, procurando bem servir a justiça com consciência e imparcialidade.

Artigo 85° - O médico perito deverá exercer o mister com absoluta isenção, limitando-se à exposição de que tiver conhecido através de exames e observações, e nos seus laudos não ultrapassará a esfera de suas atribuições e competência.

Artigo 86° - Toda vez que for obstado, por parte dos interessados, na sua função de perito, o médico deverá comunicar o fato à autoridade que o nomeou e aguardar solução.

Artigo 87° - O médico investido na função de perito não estará preso ao segredo profissional, devendo, entretanto, guardar sigilo pericial.

Artigo 88° - É condenável valer-se o médico de cargo que exerce ou de laços de parentesco ou amizade com as autoridades administrativas ou judiciais para pleitear função de perito.

Capítulo 11: publicações de trabalhos científicos

Artigo 89º - Nas publicações de trabalhos científicos serão observadas as seguintes normas:

a. as discordâncias em relação às opiniões ou trabalhos devem ter cunho estritamente impessoal, porém a crítica, que não pode visar ao autor, mas a matéria, não deve deixar de ser feita, pois que a tolerância e a indiferença por parte de conhecedores da matéria são tão ofensivas à ética científica como o é a crítica pessoal e injusta a ética profissional;

b. quando os fatos forem examinados por dois ou mais médicos e houver combinação a respeito do trabalho, os termos de ajuste serão rigorosamente observados pelos participantes, haja ou não acordo, cada participante pode fazer publicação independente no que se refere ao setor em que atuou;

c. quando de pesquisa em colaboração, como nem sempre seja fácil distinguir o que cada um fez e nem seja praticável a publicação isolada, é de boa norma que na publicação seja dada igual ênfase aos autores, cumprindo porém, dar prioridade, na enumeração dos colaboradores, ao principal ou ao idealizador de trabalho ou da pesquisa;

d. em nenhum caso o médico se prevalecerá da posição hierárquica para fazer publicar, em seu nome exclusivo, trabalho de seus subordinados e assistentes, mesmo quando executado sob sua orientação;

e. não é lícito utilizar, sem referência ao autor ou sem sua autorização expressa, dados, informações ou opiniões colhidas em fontes não publicadas ou particulares;

f. em todo trabalho científico devem ser indicadas, de modo claro, quais as fontes de informações usadas, a fim de que se evitem dúvidas quanto à autoria das pesquisas e sobre a citação de trabalhos não lidos, devendo ainda esclarecer-se bem quais os fatos referidos que não pertençam ao próprio autor do trabalho;

g. todo trabalho científico deve ser acompanhado da citação da bibliografia utilizada, e caso o autor julgue útil citar outras

Apêndice – Códigos de Ética Médica 257

publicações deverá deixar bem claro que não foram aproveitadas para elaboração do trabalho;

h. não é lícito utilizar, sem referência ao autor ou sem sua autorização expressa, dados, informações ou opiniões colhidas em fontes não publicadas ou particulares;

i. é vedado apresentar como originais quaisquer idéias, descobertas ou ilustrações que na realidade não o sejam;

j. nas publicações de casos clínicos, a identidade do paciente deve ser omitida, inclusive na ilustração fotográfica, que não deve exceder o estritamente necessário ao bom entendimento e comprovação, tendo-se sempre em mente o respeito às normas do segredo médico;

k. sempre que possível, não deve o autor de trabalho médico-científico esquecer-se de citar os trabalhos nacionais sobre o mesmo assunto, pois que é preferível criticá-los que propositadamente deixar de referi-los.

Capítulo 12: observância e aplicação do Código

Artigo 90º - Competem ao Conselho Regional de Medicina sob cuja jurisdição se encontrar o médico a apuração das faltas que cometer contra este Código e a aplicação das penalidades previstas na legislação em vigor.

Artigo 91º - Deve o médico dar conhecimento ao Conselho Regional de sua jurisdição, com discrição e fundamento, dos fatos que constituam infração às normas deste Código.

Artigo 92º - Deve o médico consultar o Conselho Regional de Medicina em que tiver sua inscrição, quando de dúvida a respeito da observância e da aplicação deste Código, ou quando de casos omissos.

Capítulo 13: disposições gerais

Artigo 93º - As dúvidas na observância deste Código e os casos omissos serão resolvidos pelos Conselhos Regionais de Medicina, *ad referendum* do Conselho Federal.

Artigo 94º - Compete ao Conselho Federal de Medicina firmar jurisprudência quanto aos casos omissos e fazê-los incorporar neste Código.

Artigo 95º - O presente Código de Ética, elaborado pelo Conselho Federal de Medicina, nos termos do art.30, da lei nº 3.268 de 30 de setembro de 1957, entrará em vigor na data de sua publicação no Diário Oficial da União.

Código de Ética da Associação Médica Americana (2001)

Princípios de Ética Médica

I. O médico deve se dedicar a prover cuidado médico competente, com compaixão e respeito pela dignidade e direitos humanos de seus pacientes

II. O médico deve manter os princípios de profissionalismo, ser honesto em todas as interações profissionais e denunciar médicos que incorram em incompetência, deficiência de caráter, ou participarem de atividades fraudulentas

III. O médico deve respeitar a lei e também reconhecer a responsabilidade de buscar nela mudanças naqueles pontos que sejam contrários ao melhor interesse dos pacientes

IV. O médico deve respeitar os direitos dos pacientes, colegas e outros profissionais de saúde, e deve resguardar a privacidade e a confidencialidade dos pacientes, dentro dos limites da lei

V. O médico deve estudar continuamente, aplicar-se, inteirar-se dos conhecimentos científicos; comprometer-se com a educação médica, fazer com que informações relevantes sejam transmitidas aos pacientes, colegas e ao público; fazer consultas e usar o talento de outros profissionais quando indicado

VI. O médico deve prover o tratamento adequado ao paciente, exceto em emergências, independentemente de a quem sirva, ou com quem se associe e ao ambiente onde trabalhe

Apêndice – Códigos de Ética Médica **259**

VII. O médico deve assumir a responsabilidade de participar de atividades que melhorem a comunidade e a saúde pública

VIII. O médico deve, enquanto tratando de seu paciente, colocar a responsabilidade sobre ele acima de tudo

IX. O médico deve apoiar o acesso ao tratamento médico a todos os pacientes

Índice Remissivo

A

Apêndice – códigos de ética médica, 149
código brasileiro de deontologia
médica (1984), 192
capítulo 1: dos princípios, 193
capítulo 2: das infrações, 194
atestados médicos, 198
perícia e auditoria médica, 199
publicidade e publicação de
trabalhos científicos, 200
relações com a sociedade e outros
profissionais, 194
relações com os colegas, 197
relações com os pacientes, 196
remuneração profissional, 199
responsabilidade com os direitos
humanos, 196
responsabilidade profissional
médica, 195
segredo médico, 198
preâmbulo, 192
código de deontologia médica
(1931), 171
capítulo 1: dos deveres dos médicos
para com os enfermos, 172
capítulo 10: dos honorários
profissionais, 187
capítulo 11: o médico e a saúde
pública, 189
capítulo 12: o médico e a justiça, 190
capítulo 13: do conselho de
disciplina profissional, 191
capítulo 2: dos deveres relativos
à manutenção da dignidade
profissional, 174

capítulo 3: dos serviços profissionais
entre médicos, 176
capítulo 4: deveres dos médicos ao
se substituírem, 177
capítulo 5: das conferências
médicas, 177
capítulo 6: dos casos acidentais e da
substituição médica, 181
capítulo 7: dos especialistas, 183
capítulo 8: deveres médicos em
certos casos de obstetrícia, 184
capítulo 9: do segredo médico, 185
código de deontologia médica
(1945), 201
capítulo 1: dos deveres dos médicos
em relação aos enfermos, 199
capítulo 10: dos honorários
médicos, 217
capítulo 11: dos deveres do médico
para com a saúde da
coletividade, 220
capítulo 12: dos deveres do médico
como perito, 220
capítulo 13: das disposições
gerais, 221
capítulo 2: da preservação da
dignidade profissional, 203
capítulo 3: dos deveres em relação
aos colegas, 206
capítulo 4: dos serviços profissionais
a médicos e a famílias de
médicos, 207
capítulo 5: das conferências
médicas, 207
capítulo 6: dos casos acidentais e da
substituição do assistente, 211

capítulo 7: dos deveres dos
especialistas, 213
capítulo 8: de certos casos de
obstetrícia, 214
capítulo 9: do segredo médico, 215
código de ética da associação médica
americana (2001), 258
princípios de ética médica, 258
código de ética da associação médica
brasileira (1953), 222
capítulo I: normas
fundamentais, 223
capítulo II: relações com os
colegas, 225
capítulo III: conferências
médicas, 227
capítulo IV: relações com o
doente, 229
capítulo IX: relações com a saúde
pública, 236
capítulo V: segredo do médico, 230
capítulo VI: responsabilidade
profissional, 232
capítulo VII: honorários
profissionais, 234
capítulo VIII: relações com
instituições assistenciais e
hospitalares e com auxiliares do
serviço médico, 234
capítulo X: relações com a justiça, 237
capítulo XI: publicação de trabalhos
científicos, 238
capítulo XII: observância e aplicação
do código, 239
preâmbulo, 222
código de ética médica (1965), 239
capítulo 1: normas
fundamentais, 239
capítulo 10: relações com a
justiça, 255
capítulo 11: publicações de trabalhos
científicos, 256

capítulo 12: observância e aplicação
do código, 257
capítulo 13: disposições gerais, 257
capítulo 2: relações com os
colegas, 242
capítulo 3: conferências
médicas, 244
capítulo 4: relações com o
doente, 247
capítulo 5: segredo médico, 247
capítulo 6: responsabilidade
profissional médica, 249
capítulo 7: honorários
profissionais, 252
capítulo 8: relações com instituições
assistenciais e hospitalares, com
auxiliares do serviço médico, 253
capítulo 9: relações com a saúde
pública, 254
códigos de ética médica brasileiros, 150
código de moral médica (1929), 150
capítulo 1: dos deveres dos
médicos para com os
enfermos, 150
capítulo 10: dos honorários
profissionais, 166
capítulo 11: do conselho de
disciplina profissional, 168
capítulo 12: preceitos que se
recomendam ao público seguir
em benefício dos enfermos e
da harmonia que deve reinar
entre o grêmio médico, 169
capítulo 2: dos deveres relativos
à manutenção da dignidade
profissional, 152
capítulo 3: dos serviços
profissionais entre médicos, 154
capítulo 4: dos deveres dos
médicos ao se substituírem, 155
capítulo 5: das conferências ou
consultas médicas, 155

Índice Remissivo **263**

capítulo 6: dos casos acidentais e da substituição médica, 159
capítulo 7: dos especialistas, 161
capítulo 8: deveres médicos em certos casos de obstetrícia, 162
capítulo 9: do segredo do médico, 163
juramento do médico (declaração de Genebra), 149

C

Comparação entre ética e moral, 28
Conceito de ética, 23

D

Definição
de dano, 78
de dever prima facie de acordo com Sir William Davi Ross, 127
de paradigma casuísta de acordo com A.R. Jonsen e St. Toulmin, 132
do Método dos Quatro Tópicos de acordo com Jonsen, Siegler e Winslade, 135
Deontologia médica, 37
atualização das normas deontológicas: o conceito de paradigma e crise, 52
breve história dos juramentos, códigos de ética e declarações, 55
código de ética médica, 46
códigos de ética médica no brasil – breve histórico, 59
"crise médica" e medicina como vocação, 41
do paternalismo hipocrático ao princípio da autonomia – a teoria do consenso moral, 46
fundamentos da deontologia médica, 38
jurisprudência médica, 37

relação histórica entre deontologia e direito, 52
Doutrina do segredo médico, 94

E

Elementos fundamentais do crime de charlatanismo, 68
Erro médico e erro fictício, 85
Escolas doutrinárias e segredo médico, 97
Ética no fim da vida, 141
matar e deixar morrer, 144
testamento vital ou diretrizes antecipadas de vontade, 146
Ética, 16
Exercício legal e ilegal da medicina, 63

F

Fatores de risco para o erro médico, 80
Fluxograma para a aplicação do método principialista, 129
Foco da bioética, 107

I

Introdução à bioética, 105
bioética – conceitos, 106
bioética – um pouco de história, 108
bioética clínica – métodos de análise, 122
método da casuística (raciocínio moral baseado em casos), 131
método de deliberação, 128
método dos quatro tópicos, 134
método principialista, 126
tradição da prática médica, 123
caso Karen Ann Quinlan, 120
relatório Belmont e o principialismo, 115
Introdução à ética, 15
ética como ciência, 24

moralidade e filosofia moral, 30
ética na medicina, 18
medicina, ética e moral, 15
moralidade e ética, 22
possível ensinar ética?, É, 20
reflexão ética, 32

L

Legislação penal e civil acerca da responsabilidade médica, 77
Legislação penal e o exercício da medicina, 67

M

Moral, 26

N

Noções de bioética, 103
Noções de deontologia, 35
Noções de ética, 13

P

Paradigma da bioética principialista, 119
Pressupostos do exercício lícito da medicina, 64
Princípios básicos e derivados da bioética principialista, 120

Q

Quatro tópicos (modificado de Jonsen, Siegler e Winslade), 137, 138
Questões importantes acerca dos exercícios lícito e ilícito da medicina, 66

R

Reprodução do cabeçalho do artigo publicado por Henry Beecher, 116
Responsabilidade médica, 71
  características da responsabilidade legal, 76
  responsabilidade legal do médico, 73
  responsabilidade médica e moralidade, 86
  erros de conduta médica, 87
Responsabilidade penal e responsabilidade civil, 75
Resumo
  das características do método casuístico, 133
  do que não constitui exercício ilegal da medicina, 65

S

Segredo médico, 93
  componentes do crime de revelação do segredo médico, 100
  exercício profissional, 100
  fato da revelação, 100
  fato ser secreto, 100
  inexistência de justa causa, 100
  possibilidade de causar dano a outrem, 100
  revelação intencional, 100
  moralidade e segredo médico, 99
Sugestões didáticas, de acordo com Arraz, para o método da casuística, 134

V

Valor, 19